U0015999

暖心名醫告訴你，對抗病魔時真正重要的事

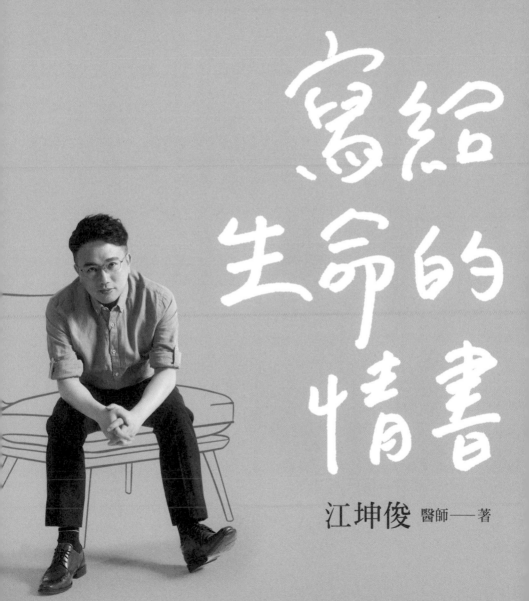

寫給生命的情書

江坤俊 醫師——著

自序

病人不是單位，是一個個故事

初踏入醫學院的前兩年，那時的我，對醫學是滿懷憧憬，對未來的行醫生涯有無限的想像，心裡更是充滿著救人的熱情。

但是隨著學校的課業壓力逐漸繁重，到了大四、大五時，最初的熱情被密集的考試慢慢消磨，我所追求的醫學，似乎也慢慢變成了冷冰冰的學問。

畢業之後，我開始有了現實的壓力。第一關就是申請醫院擔任住院醫師時，因為僧多粥少，競爭極為激烈。我必須在眾多同儕的角逐之中脫穎而出，才能夠前往自己理想中的醫院任職。

經過七年醫學院的歷練，昔日的夥伴卻變成今日的對手，此時的自己，還能剩下多少熱情？

好不容易一路競爭，最後真的脫穎而出，熬過艱辛的住院醫師訓練，順利的擔任了主治醫生，最初的病人對我而言，有點像是一個個健保單位，只是在健保局的規定架構之下，可以轉化成每個月薪水的數字。

就好像印鈔機一樣。如果今天少看幾個病人，我就會在心裡想，下個月是不是要少花點錢才能過日子。

就這樣，十多年過去了。我慶幸的是，我的心態整個改變了。我遇見了無數的病人，爲了他們的病情輾轉難安，或是鬆一口氣，又或是淚水氾濫。有好幾次，我都覺得自己的淚已經流乾了。但是下一次，又碰到不同的病人時，眼淚又不受控制了，好像永遠也流不乾。

我發現原來病人不是單位，而是一個個故事。用生命寫成的故事。

這些病人，用他們的生命，逐步改變了我對醫學的看法，也逐漸加強了我對醫病關係的信任，更讓我看見了作爲醫生的盲點。他們豐富了我的人生，而我，亦想將他們賦予我的改變，告訴現在正在閱讀本書的你。

這本《寫給生命的情書》，寫下了我這十多年的行醫歷程中，幾位令我刻骨銘心的病人的互動。

這些短短的故事可能要不了多少時間就能看完，卻是他們用一生所寫下，讓我成長的寶貴經驗。

我希望看過這本書的人，都能從這本書裏得到一些啓示，在你的將來如果遇到類似的情況，不要讓相同的遺憾再發生。

雖然醫學可能永無止盡，但我會沿著他們用生命刻印的足跡不斷地一直向前邁進，讓任何人在需要我的時候，不管是身體的病痛，或是心靈上的創傷，都能得到撫慰。

這是我對所有來找我的病人的承諾——也是我對所有教過我的「病人老師」的承諾。

目錄

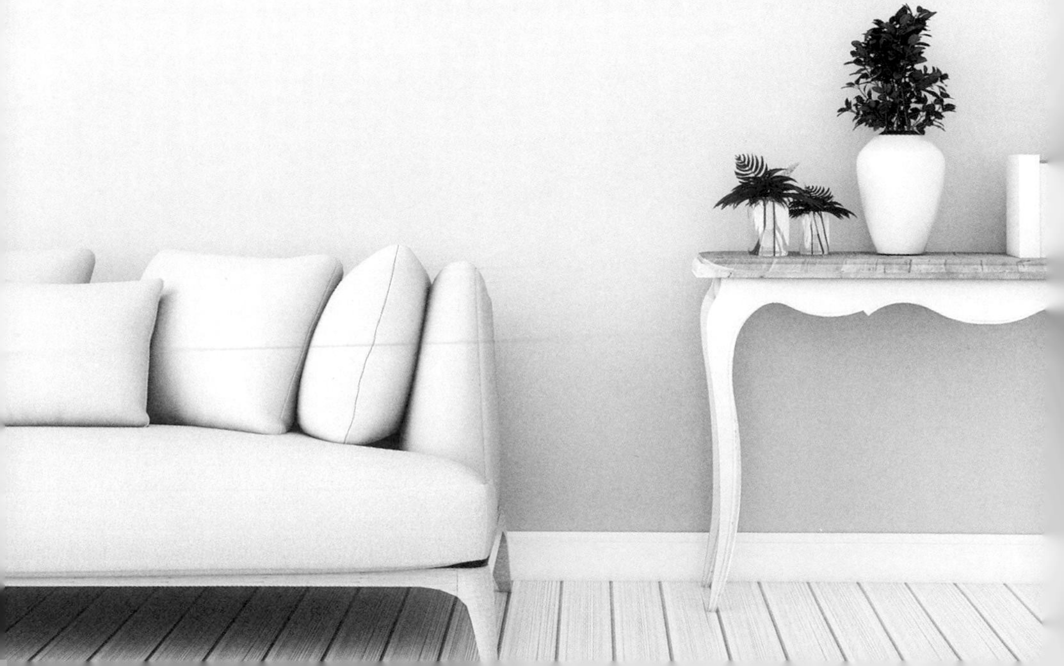

胸口的紅色火山

她終於，能活得像個二十歲的女孩

妳來看診的那天，其實我心裡是吃驚的。
妳才二十歲，應該正是要開始享受美好青春，
準備邁向光明未來的年紀。
被慢慢流出的紅色熔岩所掩蓋的不只是生命，
更是妳對未來的美好期盼。

老爸的緊急電話

某天，老爸突然從老家打電話來，口氣聽起來很緊張，劈頭就是一句：「邱阿姨過幾天要帶女兒去基隆找你看病。」

是什麼大病啊？

邱阿姨住在桃園，眞的有必要從桃園搭一個半小時的火車來基隆看病嗎？爲什麼不先在附近的醫院檢查呢？有必要時再來找我吧……。

「邱阿姨的女兒乳房長東西。」老爸語氣凝重地補充。

當然，我並不是不樂意幫忙，只是我看過太多病患遠從台南、高雄北上基隆，大老遠來找我看病，這樣舟車勞頓實在太辛苦了，還不如先到最近的醫院檢查比較有效率。如果眞的有問題，堅持要我處理，那再來基隆找我也不遲啊！

但是老爸都特地打電話來交代了，我當然是不好婉拒。老人家在家鄉，被鄰居拜託幫忙這樣的事，他一定覺得相當光榮，於是我很快地回答：「好啊。」

當然是好啊，老爸交代的什麼都好……

到了看診那一天，邱阿姨帶著邱小妹走進診間時，手上居然提著大包小包的行李，我不禁心想：她到底是來旅行的，還是來看病的？只是第一次來看診，竟然連棉被、行李箱都帶來了？

「江醫師，我們都準備好了，等一下我們是不是直接辦理住院？」還沒等我開口，邱阿姨就先問。

我聽到「住院」二字有點錯愕，我們連身體檢查都還沒進行，怎麼就直接說要辦住院了？住不住院是要看病情需要才來決定的吧?!內心開始有點○○××，但我仍笑笑地回答：「我們先進行檢查，如果有需要，當然要辦住院。」畢竟老爸的面子是很大的……。

從頭到尾一聲不吭的邱小妹低著頭，蒼白的臉沒有一點血色，精神看起來也非常不好。她穿著寬鬆的深色上衣，像是要遮掩什麼一樣。

護士先帶著她進了看診間，請她脫去上衣，再請她躺上檢查床。她雙眼直直地看著天花板，我不難看出她有些緊張。

「妳放輕鬆，不要擔心，我要開始幫妳看診了。」我輕聲安慰她，然而我的目光，卻無法從她左胸厚厚的紗布上移開。到底是什麼東西，需要用這麼厚的紗布來包啊？

我仔細地將沾滿血的紗布層層剝開，一股帶著血腥的腐臭味道瞬間撲鼻而來，我有些傻了，心中的小抱怨立刻被驚訝取而代之。

紗布下的左乳房，皮膚已經被癌細胞吃得坑坑洞洞，根本只剩一坨流著血的肉塊！

這到底放了多久啊？

邱小妹的胸口上，是一顆超過20公分、宛如火山般的巨大腫瘤，鮮紅的血液像岩漿般源源不斷地湧出。

我趕緊拿出新紗布覆蓋傷口，心想：難怪她的臉色如此蒼白，也難怪她從頭到尾都一聲不吭，想來是根本沒有力氣說話吧。

這顆腫瘤像吸血鬼般，究竟吸了她多少血？

她到底被這座癌症的火山壓著多久了？

爲什麼拖了那麼久，病得這麼嚴重才來看醫師？

我滿腹疑惑，卻又不好直接問出口。直到慢慢跟她熟悉了，才漸漸了解這背後的故事……。

說不出口的害怕

其實邱小妹很早就摸到自己的胸部有硬塊，也覺得怪怪的，但是她怕丟臉，不敢跟任何人說，對父母也絕口不提。

她天眞地以爲硬塊很快就會好，自己買了優碘、消炎藥等各種藥品來擦，並用紗布包裹，每天換藥。但後來卻發現硬塊不但沒有消失，還越長越大。

她很心慌，隱隱約約察覺這並不是什麼好東西，卻還是下意識地排斥把這東西和乳癌連在一起……。

於是癌細胞開始呑噬掉她的胸部，由內而外地。

她看著自己的胸口一天天腐爛，發出惡臭，也從一開始的不好意思，轉變成害怕。

爲了不讓味道飄出來被人發現，出門的時候，她就用更多的藥品跟紗布包裹住胸部；放學回家，就立刻跑進房間，把自己反鎖起來。

她變得不願意和家人一起用餐，也堅持不踏出房門一步，而不知道發生什麼事的邱阿姨，還以爲女兒正在叛逆期，只好把飯菜放在她的房門口，至少不讓她餓著。

邱小妹把自己關在房間裡長達半年，父母雖然都發現了她的不對勁，也很想知道她究竟怎麼了，但每次只要他們多問兩句、或想要進房間一探究竟，邱小妹就非常生氣，兩人也只好作罷。

直到有一天，邱小妹跟鄰居的孩子在家附近玩耍，孩子回家後，卻告訴父母說：「隔壁的邱姊姊很奇怪，身上有一種臭臭的味道。不是沒洗澡的那種臭喔！好像是有東西放到壞掉的味道。」

鄉下人都很熱心，聽到孩子的抱怨，鄰居馬上轉告邱阿姨夫婦，並關心地詢問：「是不是身體出了什麼問題？」

「我們也覺得女兒最近很奇怪，一放學就把自己鎖在房間裡，但是多關心她兩句，她就生氣了。」

問不出個所以然，邱阿姨也十分無奈，但鄰居再語重心長地補了一句：「你們要多注意，她一定是發生了什麼事，才不敢跟你們說。」

這句話點醒了邱阿姨夫婦。

他們終於鼓起勇氣，趁著女兒不在家，撬開邱小妹的房門。原本以爲女兒只是有些青春期的煩惱，卻沒料到他們會看到這樣的畫面：桌上堆滿了優碘、消炎止痛等各種藥品，地上也到處都是沾了血的紗布跟衛生紙。

他們這一撬門，不但沒有解決心中的疑惑，反而生出更多的問號。

好不容易等到女兒回家，還沒等邱小妹開口，夫婦倆立刻上前詢問：「妳說，到底發生了什麼事？爲什麼房間裡、地上到處都是藥、紗布跟衛生紙？」

紙終究包不住火，邱小妹才終於哭哭啼啼地說出了眞相。

看到女兒左胸潰爛的傷口，夫婦倆驚覺事態嚴重，卻不知道該怎麼反應。

「怎麼會這樣？」

「我本來以爲擦藥就會好，沒想到越擦越糟，傷口越來越大，就越不敢跟你們說……。」邱小妹哭著說。

再後來，邱阿姨尋求了老爸的協助，希望可以找我安排治療，接著就是我接到的，那通來自老家的電話……

請妳盲目地跟著我來

檢查完邱小妹的傷口後，邱阿姨立刻緊張地上前詢問：「江醫師，怎麼樣？這是不好的東西嗎？」

「雖然還沒有切片，但應該是乳癌。」我回答。

跟在我後面走出來的邱小妹，一聽到「乳癌」兩字，變得更沉默了，母女兩人都顯得更加侷促不安。

腫瘤的狀況實在嚴重，我當天立刻請護士安排住院，並在隔天進行了多項檢查。結果如我所料，邱小妹確診是乳癌第四期，而且癌細胞已經轉移到肝臟、肺、骨頭等部位。

「江哥哥，檢查結果怎麼樣？」邱小妹問我。

「結果怎麼樣？就直接跟我們講嘛！」邱阿姨也很著急地問。

我本來猶豫著要怎麼告訴她們，尤其是，我到底應不應該當著病人的面說出她的病況？

邱阿姨也許是理性的詢問，也許是不加思索就脫口而出的問句，正好幫了我一個大忙，因爲後續治療非常嚴厲，接下來的仗，我們兩個要一起打。如果今天我瞞著她，那我要如何說服她接受這麼強烈的治療？

所以我鄭重地告訴她：「妳現在，癌細胞已經轉移到肝、肺、骨頭……這是乳癌第四期。」

邱小妹原本就蒼白的臉，瞬間更是面無血色，邱阿姨也整個人有些呆住了，不知道該怎麼答話。

「那該怎麼辦？我還可以活多久？」邱小妹直直地看著我，我也不迴避她的目光，告訴她：「我們常常會聽到死亡率、成功率，但那些都是平均數字。也就是有人活得比平均數字低，有人活得比平均數字長。妳也許是那個例外，但如果妳不接受治療，就一定不會是那個例外。」

看著她似乎燃起希望的雙眼，我又說：「數字是沒有意義的，妳特地從桃園來基隆找我，就是因爲相信我吧？讓我帶妳一起拚一把，好嗎？」

邱小妹點頭。在不懂什麼叫第四期、轉移又有多嚴重的情況下，她們一家人，就這樣盲目地相信了我，完全照著我的建議去治療。

其實有些時候，我會希望病人和家屬盲目一點。雖然我不是每次都是對的，但希望你們相信，我做的每件事情、每個治療，一定都是爲了你們好。

當病患盲目地相信我時，我的治療就不會有太多阻力；當家屬意見分歧時，他們也會說：「江醫師說要怎麼處理，就怎麼處理。」這樣，我才有辦法給患者最大的治癒機會。

剛開始邱小妹的治療會這麼順利，正是因爲家屬的信任。她雖然已經是第四期，卻能活得比預期的久。如果不做任何治療，其實她應該活不過半年。

我先替邱小妹進行化療。

她的腫瘤超過20公分，實在太大了，根本無法開刀。若強硬地開刀，也只會留下一個大洞，沒有多餘的肉可以縫合。於是我建議她先做化療，讓腫瘤縮小到一定程度，再來開刀處理。

面對未知的化療，邱小妹一開始很擔心。我告訴她：「妳很害怕吧，妳是擔心化療副作用嗎？不用擔心，化療一定會很苦，副作用也很大，但是『良藥苦口』，如果妳做化療都沒有感覺，那就代表它不是良藥。」

邱小妹很信任我，但我怕她會退縮，所以先把醜話說在前頭，算是爲了加強她的信心：「當妳苦完了，我就可以幫妳開刀了！這也算是苦盡甘來吧……」

其實我覺得自己講得一點都不好笑，但當時，她眞的笑了。

二十歲的她，就和一個小女孩討到糖果吃一樣，笑得很燦爛、很可愛。如果可以，我很想讓那笑容一輩子停留在她臉上。

腫瘤放馬過來，我一點都不怕你！

邱小妹一直想要早點開刀，把這個壓著她、讓她痛苦、發臭的腫瘤拿掉。其實開刀對她的意義不在於能多活幾年，而是……她不用再背負著這顆跟火山一樣的腫瘤，終於可以恢復「正常」了！

這也是我一開始治療的目標——讓她變回「正常人」。讓她可以「正常地」跟朋友出去逛街、「正常地」在街頭亂晃，做些普通年輕人會做的事，過普通年輕人會過的生活。

她才二十歲，正值花樣年華就得了乳癌。而不幸中的大幸，就是她還很年輕，體力不錯，經過了三個月的幾次化療後，腫瘤縮小到剩下三分之二，終於可以安排開刀了！

確定可以開刀的那天早晨，我的內心湧起一股興奮感，這段時間以來，我們一直在等待這一天的到來。我對邱小妹身上的癌細胞充滿敵意，看看這個才二十歲的女孩，被癌細胞折磨成什麼樣子！我終於可以爲她、爲她的家人做些什麼了！

告訴邱小妹可以開刀的時候，她眞的非常非常高興。化療雖苦，但是她看見自己的好轉，開始有了信心，態度也從消極轉爲積極、從絕望到充滿希望。

「江哥哥，下次化療什麼時候？還要打多少次化療？」

她甚至開始期待後續的化療，我心想，**天啊，她是化療打上癮了嗎？**但我又在心裡慶幸，她面對化療的心情不再是害怕與恐懼。

她覺得自己的身體正在康復，也想要趕快把癌症治好，整個人變得樂觀又積極！

開完刀後，她的左胸變得平坦，再也沒有凸出的小火山群、身體再也聞不到惱人的腐臭味時，她整個人又活過來了。後續的復原狀況也很不錯，臉色更是一掃初見時的蒼白，紅潤了不少。

化療的這段期間，邱叔叔要上班，所以總是由邱阿姨一個人帶著邱小妹來化療，不知道是不是我的錯覺，因爲母女的相處時間增加，覺得她們感情也變得更好了。

開完刀出院的那一天，邱叔叔開車來接母女倆，邱小妹開心地跟媽媽手牽著手一起回家。

看著他們離去的背影，我心想，如果邱小妹的病能夠治好，或許生病也不是件太壞的事。一路看著她們母女倆的關係蛻變，我相信是邱小妹看到媽媽照顧她的辛苦，讓她長大了、懂事了，更能體諒媽媽。

她整個人在我看來，宛如新生。

二十歲的妳，找回了應有的青春陽光

後來，邱小妹持續回診。有一次見到她，她頂著一頭俐落的短髮，我也沒多想，就笑著告訴她：「妳這個髮型很不錯喔！」

話才出口，我就想到她戴的是假髮……化療的人會掉髮啊！原本留著一頭美麗長髮的她，因爲化療讓頭髮變得稀疏，所以才買了頂新假髮，我到底在說什麼，竟然稱讚她的頭髮……

但邱小妹一點也不介意，反而滿面笑容地回答：「這是我的新髮型，不錯吧？」頓時令我鬆了一口氣，也為她笑容中的自信與快樂，真心地感到高興。

化療雖然辛苦，但是邱小妹能感覺到自己持續在好轉，所以每次回診總是笑咪咪的。

曾經被乳癌困擾了數個月的她，從獨自面對恐懼，到現在有媽媽、醫護人員相伴，胸部不再滲血、不再疼痛、也不再有臭味了。她終於可以像個普通人般，過一個二十歲女孩該有的青春人生！

每逢週末，我回老家探望雙親時，邱叔叔、邱阿姨看到我都會非常熱絡，總是招呼我說：「江醫師，來，車子就停我們家門口，這個車位留給你！」

夫婦倆更是三不五十就跑到我老家，看看水電有沒有問題、有沒有需要幫忙的地方，午飯時間，還拿了一大堆他們家種的菜過來……

我為能夠保住他們的笑容而欣慰。

回老家時，我也常會遇到邱小妹。跟在診間時一樣，她總是笑咪咪的，精神跟體力看起來一切安好。有一次還看見她騎著摩托車，遠遠一看到我，就開心地立刻用力揮手，大聲跟我打招呼：「江哥哥，你回來了！」

回想第一次在診間見到邱小妹，到現在我們能夠這樣輕鬆地聊天，也許是生了一場大病之後，她對生命有了不同的態度吧。

癌症復發，最後半年的燦爛時光

也許是老天的垂憐，讓如此年輕的生命，能夠再一次燦爛！然而，就在半年後，邱小妹的病情卻急轉直下。

我在某一天，忽然接到邱爸爸來電，他告訴我邱小妹突然吐得很厲害，也不太認得人。

「我現在該怎麼辦？」

直覺情況不對，我立刻要邱叔叔載她來基隆。但到基隆長庚急診室時，她已經意識不清。

「妹妹，妳怎麼了？」

「她這幾天都不太認得人。」邱叔叔焦急地說。

我當下判斷，癌細胞可能已經轉移到腦部了，這是最壞的狀況。

我告訴邱叔叔，請他盡快辦理住院手續後，迅速地安排了腦部斷層掃描，果然發現邱小妹的腦部長了一顆很大的腫瘤。

「江醫師，這該怎麼辦？」

「……通常轉移到腦部，很少有人活超過半年。」

我誠實地告訴他。

腦部的腫瘤最難治療。若是癌細胞轉移到一般的器官還能化療，但是腦部有保護大腦組織的「血腦屏障」，這道屏障，會選擇性地阻止某些物質由血管進入腦部，因而很多化療藥物無法有效進入腦部，讓化療的效果極為有限。

要拿掉腦部腫瘤最好的方式就是開刀，但是腦部開刀的難度很高。我請了腦神經外科、腫瘤科醫師一起會診，並向邱叔叔提供治療建議。

腦神經外科醫師看到邱小妹的狀況，直言：「除了開刀，沒有更好的治療方式。」

但腫瘤科醫師卻持相反的意見：「大腦是很精密的器官，在腦部挖一塊這麼大顆的腫瘤，危險性很高，或許會半身不遂，復發率也要多加考慮。還有，她也可能大傷元氣，手術後不見得能醒過來，還是保守治療比較好。」

邱叔叔聽完醫師專業的建議，卻得到「開刀」和「不開刀」兩種截然不同的答案，讓他非常焦慮。他無助的看著我：「江醫師，我該怎麼做？」

要回答這個問題，真的很難。

腦部不同於身體其他器官，非常精密，開刀的難度極高，而最困難的決定在於，沒人知道動了這個手術，後果會如何？我當下只好告訴他：「邱叔叔，你讓我想一想，我明天回答你。」

當天，我不斷在心裡問自己：**「如果這個病人是我的親人，我會怎麼做？」**

兩位醫師的分析都沒有錯，腦部是很精密的器官，以邱小妹的狀況來說，「開刀」或「不開刀」都是正確的選項，兩種選擇在醫學上都站得住腳，沒有哪一個作法比較好，但……哪一種對現在的她比較好呢？我內心的掙扎不亞於邱叔叔。

思考許久，身爲外科醫師的我，心裡逐漸有了答案：既然不動手術幾乎就是十死無生，那當然傾向動手術！

但是我無法自信地說出我的選擇，於是我把答案留給神明作主，希望祂也能贊同我的想法，給我一些底氣。

我從口袋掏出一枚銅板，正面（人頭）是「開刀」、背面（國字）是「不開刀」，本想一次決勝負，但是第一次丟銅板，答案是「背面」，也就是不開刀……

我有點不甘心，神明可能沒聽清楚我的話，再問一次，仍然是「背面」。難道這眞是神明的旨意？

我不相信，決定再丟第三次，我告訴自已，問這種大事一般都是五戰三勝的……沒想到，後來連續丟三次都是「正面」，這讓我內心有了篤定的答案。

隔天我告訴邱叔叔：「開刀吧，我們拚一把。」

我是他最信任的人，當我決定開刀，邱叔叔也放下心裡所有顧忌，全力支持我的決定。

我連絡神經外科醫師，安排了腦部手術，也順利地取出腦瘤，手術後的狀況也很不錯，讓我大大地鬆了一口氣。但是才不過幾天，邱小妹卻突然癲癇發作，經常抽搐。

邱阿姨每天以淚洗面、徹夜不眠，邱小妹每次一抽搐，都讓在一旁陪伴的邱阿姨嚇得大叫，驚動護士立刻趕往病房處理。但當她安靜下來時，邱阿姨又哭喊著她的名字，深怕她再也醒不來。

也許是邱阿姨的誠心感動了上天，十幾天後，邱小妹竟然奇蹟般的醒來。最令人感動的是，她不但認得父母，也認得我。

邱叔叔笑得很開心，激動地握著我的手，不停的跟我說：「江醫師，眞的謝謝你，開刀是正確的決定！」

這句謝謝還在耳邊，邱小妹的奇蹟卻沒有持續太久。手術後兩三個月，她的癲癇再次發作，腦部又復發了好幾顆腫瘤。而這次，眞的不能再開刀了。

邱小妹再度住院，進行電療、也繼續服用抗癌藥物，期間還陸續醒過來幾次。但後來，隨著腫瘤逐漸占據她的大腦，就再也沒睜開眼睛過了。

我們判斷她只能再活幾個月。

邱叔叔和邱阿姨聽到神經外科醫師的診斷時，臉上難掩悲傷，雖然早有心理準備，但等到眞的必須面對時，他們不敢、也不願相信。

她才二十歲啊，如此年輕的女兒，眞的就要這樣離他們而去？即使面對絕望，邱阿姨仍抱持著一線生機。她不相信醫師的宣判，決定離職，全心全意地照顧女兒。

她住進了醫院，每天在病床旁悉心照料，不辭辛苦，只期盼老天能再顯現一次奇蹟。

她一心以爲只要用心照顧女兒，一定會好起來，就像之前一樣，女兒會再次痊癒、再次回到老家、再次滿面笑容，一切都會變好的，只要她自己再努力一點……

有一天，我去查房，那幅光景至今仍深深烙印在我腦海裡——那時邱阿姨背對著門，正朝著窗外望去，陽光從窗外照進了病房，她的影子被拉得很長，原本應該是充滿朝氣的景色，但不知爲何，她的背影看起來蒼老極了。

我還記得邱阿姨年輕的樣子。她跟姑姑是好朋友，當時我年紀很小，她才念高中，我們一起騎腳踏車、一起去看電影、一起去吃剉冰的模樣宛如昨日。

她明明才六十歲，只是轉眼間，卻像八十歲一樣白髮蒼蒼。

自從發現女兒得乳癌之後，她的內心承受了太多來自外人的責難。每次去查房遇到邱阿姨，她都會抓著我的手，哭訴自己的壓力與痛苦。

有一次，她在我面前崩潰大哭，我嚇了一跳。邱阿姨非常自責，爲什麼沒在女兒生病之初就發現？

女兒生病這件事，究竟傷了她多深？折磨她多少？她受到了多少責難？

「女兒是妳生的，一個好好的女兒給妳照顧，看妳顧成什麼樣？」

「爲什麼我們家都沒人得乳癌，只有妳女兒得乳癌？是不是妳帶給她的？」

這些苦她只能往肚裡吞。但我知道的，這段時間來，她每次陪著邱小妹搭火車來基隆看病、做化療，我都看在眼裡，她是最盡責的媽媽！也並沒有虧欠任何人。

隨著邱小妹的狀況越來越差，奇蹟般好起來的希望也越來越渺茫，邱阿姨情緒開始不穩，變得暴躁易怒。

「都幾歲的人了，還大便在床上？妳起來自己清理啊！」

「妳爲什麼會變這樣？妳爲什麼不好起來？妳起來啊！妳給我起來！」

她發了瘋似地，希望可以「罵」醒女兒，可惜邱小妹依然安靜地躺在床上，一點反應都沒有。

誰都知道她並非眞的生女兒的氣，她更像是氣自己的無能，無法挽救女兒的生命，她多希望女兒聽到怒罵，起來跟她大吵一架也好。

邱小妹再也沒有醒來。

過了一陣子，神經科醫師判斷邱小妹可能無法再撐下去，隨時會有生命危險，邱阿姨在萬般無奈下，簽了「放棄急救同意書」。

「哀莫大於心死。」之後每次我去查房，總是看著邱阿姨靜靜地坐在旁邊，時而看著窗外、時而看著女兒，一句話也不說，也不再責罵她了。

那時，我反而很希望邱阿姨能跟我說說話，哭訴也好、罵人也好，就是不要沉默。

最終，邱小妹仍敵不過病魔，在二十一歲，最青春燦爛的年紀，走到了生命的終點。

邱小妹過世後，每次開車回到老家，邱阿姨和邱叔叔依然親切地打招呼、依然熱情地邀請我把車停在他們家門口，只是兩人經歷過這一場磨難，都顯得憔悴了許多。

某天深夜，我開著車回到老家時，到處都黑漆漆的，只剩月亮在夜空微微發光。整條路上靜悄悄的，彷彿整個城市都沉睡著。

我拖著疲憊的身軀，頭有點昏沉，照例將車子停在邱小妹家門口。鎖上車門時，身後突然隱約傳來摩托車聲，依稀聽到了邱小妹如往常開心地經過身旁對我說：「江哥哥，你回來了！」

我恍惚地喃喃回答：「對啊！我回來了。」

直到走到家門口，準備拿出鑰匙開門才回神：「邱小妹已經過世了啊？」

我下意識地回頭張望，當然，沒有看見她，我身後空無一人，本該是令人毛骨悚然的事情，但當下我心中沒有任何一絲恐懼，只有溫暖的感動，因爲我相信她現在過得很開心，終於遠離病痛了。

我遺憾，老天爺給邱小妹的生命實在太短暫。

同時，心底也留下了深深的警惕。

一般醫師都會告訴大家，平時就要自我檢查，及早發現才能及早治療，卻忽略了許多女性對乳癌的恐懼。

就拿邱小妹來說，從摸到胸部的硬塊後，她隱瞞了九個月，直到病情嚴重到無法控制了才來就診。

我從此告訴自己，絕不能讓這樣的遺憾發生在家人身上。

不只是女兒，也要和妻子培養良好的互動關係，平常就要多多分享生活中的大小事，讓她們願意和我傾訴內心的困擾與煩憂，一家人才能好好地一起邁向人生的每個幸福階段。

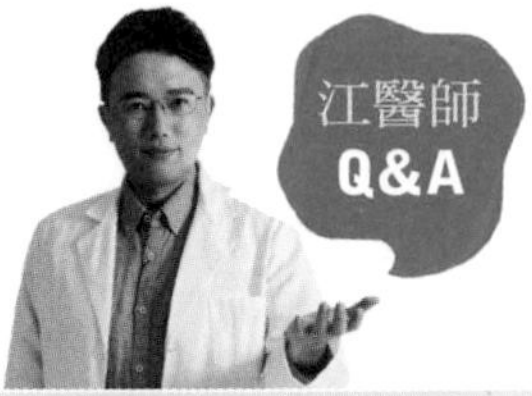

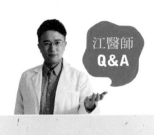

Q 為什麼會得癌症？

我經常分享一個「20分觀念」，假設你這輩子會被打兩拳，第一拳是你爸媽給你的，第二拳是環境給你的，當這兩拳加起來超過或等於20分時，你就會得癌症。

假如爸爸天生有12分的癌症基因、媽媽有10分，而爸爸遺傳給你其中的8分、媽媽遺傳給你6分，那麼你一出生就得了14分。你天生的基因比爸爸差、也比媽媽差，如果後天又缺乏保養，只要再累積6分就會得癌症。

除了先天基因之外，外在環境也是一個很重要的因素。

我們都知道現在環境很差，空氣汙染、食安問題層出不窮；假設一般人普通地生活40年會得到6分，那麼你大概40歲就會得到癌症，因為你天生就有14分。

有人問過我：「我們兩個明明是兄弟，我生活習慣也比他好，為什麼我得癌症他卻沒事？」

以前面的假設為例，如果你的兄弟抽菸、喝酒樣樣來，生活習慣比你差很多，但他天生的癌症基因只有遺傳到8分，後天環境40年給了他6分，再加上抽菸喝酒的4分，加起來也只有18分，不滿20分，所以他沒有得癌症。

回到文中，邱阿姨被親戚責難的問題。

為什麼年紀輕輕會得乳癌？家人沒有乳癌病史，就一定不會得乳癌嗎？得了乳癌就一定是媽媽的錯嗎？其實這也同樣是「20分觀念」。所以得乳癌不全然只是媽媽的基因問題，爸爸的基因也牽涉其中。

雖然兄弟姊妹的基因都來自父母，但是分到的基因不一樣。加上後天環境的問題，當然也有可能很年輕就得了乳癌。

家中沒有病史也不代表沒有癌症基因。只是有些人運氣好，有了基因卻沒有癌症，有些人卻得到分數較高的遺傳，所以罹癌。

Q 乳房有硬塊，非常害怕是乳癌，不想讓醫師檢查？

東方女性比較保守，所以乳房長了硬塊，卻不願意求診，只在心裡默默的煩惱，希望它會自動消失，但常常事與願違，等到腫瘤越長越大，就更不敢面對了。

最近，有非常多人私訊我，說他們原本不願意就醫的，卻因為看了我的節目或臉書分享，才決定求診。如果因為我，能讓更多生病的人願意就診，我想這就是我當醫師最大的價值。

藉此呼籲女性朋友們，平常就要多關心自己的健康，當發現身體出現異狀，不要隱瞞病情，一定要勇敢跟家人討論。

男性朋友們，也請你們多關心自己的配偶、其他女性家人，敏於察覺她們的異狀，給予精神支持，鼓勵並陪伴她們就醫。

家長們，平常請多跟自己的孩子溝通，保持良好的互動關係。很多孩子到了青春期，會羞於跟父母溝通難以啓齒的話題，身體出現異狀或警訊，也都不敢告訴父母，因而造成遺憾。

唯有大家都好好關心周遭的家人朋友，才能讓癌症（不只是乳癌）早期發現、早期治療，提高治癒的機率。

癌症為什麼會讓人死亡？

如果癌細胞占據了大部分的肝臟，肝臟就會失去功能了，病人會因肝功能衰竭而死（肝癌）；若癌細胞浸潤了兩邊的肺，病人就會因不能正常換氣而死亡（肺癌）。

血癌病人因白血球過度增生，會讓血小板、紅血球消失，失去紅血球、血小板，人就活不了了。

乳癌會讓乳房失去功能，但頂多造成外貌上的觀感不佳。事實上多數癌症的死亡是因為癌細胞擴散，比如乳癌最後擴散到內臟器官，造成器官失去功能而死亡。

為什麼癌症會轉移？

這跟癌細胞的特性有關係，隨著癌細胞一直長大，就會有些癌細胞脫離原本的腫瘤轉移到別處。轉移也和身體的免疫力有關係。如果你的免疫力好，免疫細胞就能很快的把癌細胞認出來（癌細胞會偽裝成一般細胞，讓免疫細胞難以察覺！）並開始攻擊它們，這樣癌細胞不要說轉移，可能連長大的機會都沒有。

很多人會為了提昇免疫力而吃很多保健食品，但其實只要規律的作息、充足的睡眠，就是最天然的身體保健方式。

「美麗」的故事

致最不聽話，也最溫柔善良的妳

我得知自己的乳癌研究獲得專利的那天晚上，
窗外的雨非常大，也許是上天也感受到我心中的哀戚。
很多人問我，為什麼我把大部分心力放在乳癌研究上？
我只能說，因為那是我心裡一個永遠的遺憾。
乳癌帶走了妳，這輩子我都和它沒完沒了。
如果妳遇到的是現在的我，如果可以讓我再治療一次，
如果真的有如果，妳現在應該還好好地活著吧？

一個人就診也淡定自若

第一次聽說「美麗」，是從太太口中得知。她是我女兒同學的家長，疑似得乳癌，希望能找我看診。

當時我還沒開始上節目，也沒什麼名氣，聽到這樣的請求，難免覺得心裡不踏實。我猜測她可能只是圖個方便，先檢查一下，最後應該還是會去其他醫院治療。

第一次見到美麗是在超音波室。她看起來年約三十七、八歲，是個穿著相當時髦的上班族。

「先生沒有一起來嗎？」我好奇地問。

「沒有，我自己處理就可以了。」

她說這句話時，臉上沒有一絲慌張，非常的平靜。我心想，也許乳癌只是誤判，其實只是一般的纖維腺瘤也說不定？畢竟，哪有人知道自己得了癌症還能這麼冷靜的？

我請她躺下，爲她做超音波檢查。掃到右邊的乳房時，發現一顆疑似乳癌的腫瘤，大約兩、三公分大小，情況看起來還好。我正鬆了一口氣，再檢查到腋下時，卻發現那裡全部都是腫瘤。十來顆腫大的淋巴結，連成一片小山丘。

美麗看見我的臉色凝重，開門見山地問：「果然是乳癌喔？你也覺得情況不好嗎？」

她問我的時候，仍舊一臉淡定，彷彿得癌症的人不是她一樣。

「看起來是沒那麼好，但我還是必須幫妳做切片檢查。」

「好啊，切片。」

我又幫她安排了切片，確定是乳癌後，美麗的第一句話就是：「什麼時候可以開刀？」

我驚訝於她的果決，告訴她：「等最後的病理報告出來，再加做一些檢查後，最快大概一個禮拜後就可以開刀。」美麗也非常迅速地回答我：「沒問題！」

替美麗檢查完的那個晚上，太太問我狀況如何？我只能說她很特別。每次我告訴病人檢查結果是乳癌，病人的情緒通常都會歇斯底里、彷彿世界末日。

但是她，一個人來就診不說，整個人也冷靜得要命，從走進來看診到結束，我都看不出她的情緒起伏。

「那情況怎麼樣？」

「感覺很差，而且她應該不會讓我開刀吧。」

我這麼回答，是因爲我也有過許多社經地位較高的病患，他們通常在確診後，都會轉往台北進行開刀等後續治療，不太會留在基隆這樣的地區醫院，雖然我在的醫院設備並不比台北的醫學中心差，但台北的醫院對很多癌症患者還是有很強的吸引力。

但我又想到她在超音波室裡，那樣果斷答覆我的樣子，念頭一轉，我喃喃自語道：「說不定眞的會讓我開？」

「怎麼說？」

「一種感覺吧，她……是個蠻特別的人。如果她眞的找我開刀，我一定會盡力協助。」

開刀前一天，直到美麗住進了醫院，我心裡都還有一些驚訝跟不眞實感——**她眞的來找我開刀了**。只是我查房時，她仍舊是一個人。

「妳先生呢？」

「還沒從大陸回來，還在忙。」

「還在大陸？」我驚訝問道，心想，都到開刀這個節骨眼了，先生還是不出現嗎？

「對啊，他偶爾才回來。」美麗的語氣聽不出起伏，彷彿這是一件稀鬆平常的事。

「這次開刀他會在嗎？根據規定，開刀時，手術室外一定要有家屬陪伴，萬一有什麼突發狀況，才能請家屬即時決定。」

「那明天幾點開刀？」

「大概十點多吧。」

「好。」

當天早上，是我第一次看見美麗的先生「阿正」。黝黑的皮膚、壯碩的身材，說話非常清晰有條理，感覺就是一個明事理的人。我告訴他，如果手術當中有任何狀況，我都會及時通知，請他不要太過擔心。

「江醫師，我了解，沒問題。就麻煩您手術的時候，盡量幫美麗開得乾淨一點。」阿正握著我的手，誠摯地說。

「沒問題，我一定全力以赴。」

那台刀，是我當主治醫師以來開最久的乳癌手術。

開刀進去後，我才發現腫瘤侵犯的程度比想像中的還要嚴重。一顆顆腫大、像是乒乓球般的淋巴結卡在腋下，我必須越過密密麻麻的神經血管，在不傷害它們的情況下，在中間慢慢將淋巴結清出來，所以相當耗費心力。

每一個步驟我都做得非常小心，也仔細做好止血動作，降低併發症的機率，這樣美麗才能準時去接受下一步的治療。

做完手術之後，果然如我所料，是所謂的「三陰性」乳癌，也是目前乳癌當中癒後最差、最惡性的型。所幸進行後續的身體檢查後，發現癌細胞並沒有擴散到其他地方。

再下一步就是化療了。化療前，美麗跟阿正夫妻倆一起到我們家吃過兩次飯，感覺很不錯的一家人，聊起天來特別投緣。

我們談到許多後續的治療方針，美麗說，有一位親戚跟她說可以去儲存血液，保留血液中的免疫細胞，以備抗癌之需。花費大約需要二十萬，但對於到底有沒有用處，美麗有所遲疑。

儲存血液的廠商也告訴她：「雖然目前的技術無法進步到用血液救命，但是科技持續進步，也許兩、三年後，有機會可以做免疫治療，先將血液儲存起來，也許能夠保留一線生機，有點像臍帶血的概念。」

據我所知，美麗夫家具有相當的財力，這點錢應該算不了什麼，但她還是想了解是否有儲存的必要。

我告訴她：「雖然我也不確定這血液將來對妳有沒有幫助，但我覺得這有點像是買保險，先存起來，畢竟未來的事誰知道呢？」

阿正聽了我的話，對美麗說：「連醫師都不反對，妳就做吧！」

美麗卻一直反駁：「有這個必要嗎？只是多花錢而已。」

當時我不懂，既然先生都同意了，也沒有金錢上的問題，為何美麗堅決反對？然而這個問題的答案，要等到很後來我才明白。

都要化療了，能不能休息一下？

開始進行化療時，我跟腫瘤科醫師討論，建議施打強力的化療。我也直截了當地告訴她：「前兩次化療可能會非常辛苦。妳的狀況很嚴重，雖然目前尚未檢查出其他地方有癌細胞，但是以妳的程度來看，我猜身上一定有殘存的癌細胞，只是現在的儀器還檢測不出來，所以要幫妳打很強力的化療。妳還年輕，如果可以撐過強力的化療，後續就比較有機會控制住病情。」

美麗點點頭，並沒有多加反駁，做好化療的心理準備，向癌症迎戰。

記得美麗開始化療的前一天，腫瘤科醫師還特別打電話通知我，她已經住院了，結果打化療當天晚上，我太太就接到美麗的電話：「你們家住哪裡？是不是靠近○○那裡？我快到了，等等下來拿一下東西好不好？」

太太掛了電話，一臉疑惑地對我說：「美麗叫我下去拿東西耶？」

我也是滿臉問號：「她今天打化療不是應該很難受嗎？她是不是請假

出來了？」

隔了15分鐘，我看見太太上樓時，手裡提滿了大包小包的東西，心裡更是困惑了。

「這什麼？」

「消夜啊！」

「她不是今天打化療嗎？而且是很強力的那種，身體應該很不舒服才對啊？」

「應該吧？」

「妳有沒有問她要去哪裡？」

「她說不想在醫院洗澡，所以請假回家。她家住七堵，離我們家也不遠，七堵旁有個夜市，回醫院的時候，就順道幫我們買了麵。」

我當時心想，哇！美麗身體還挺不錯，打完這麼重的化療，居然還能去買消夜？

兩天後，美麗出院了，後來又陸陸續續打完了五次化療。每一次化療之間，她都會來找我，前兩次阿正還陪著她來，第三次就不見人影了。

「怎麼沒看到阿正陪妳來？」

「他回大陸啦！」

「他回大陸？妳不是還在化療嗎？」

我很驚訝，美麗還在化療，阿正怎麼就這樣跑回大陸去了？

「沒關係，他要回去賺錢啊，我自己就可以啦！」

「一個人啊？」

「對啊，我每次出院，也都沒叫阿正來，都是我一個人啊！」

自從越來越認識美麗，我也越來越理解，她是個絕對不說苦的人。

化療期間，她從不喊難受，還非常熱心地安慰其他的病人，因此也很快在護理師之間傳開了。

大家都說：「那個美麗眞是的，除非很不舒服，不然絕對不會按護士鈴，還總是安慰隔壁的病人。每次到外面找護士小姐，沒有一次是爲了自己，她打的化療明明比別人都重很多。」

聽到護理師的話，我有些生氣，覺得妳自己都照顧不好，怎麼還有心情去管別人呢？但我轉念一想，也許這樣也不錯，希望老天爺因爲妳的熱心，會多給妳一點幸運，留妳在世上久一點去幫助別人吧！

打化療期間，我不斷叮嚀美麗，希望這半年她先休息，不要去上班，但倔強如她，連一天假都不肯請，一打完化療出院，就立刻返回公司。

我只好跟她說：「要上班可以，但至少保證不要加班喔！妳不維持體力的話，後續的治療會很難過的。」

結果，她還是每天都加班到晚上十一點多才回家。

「妳到底在幹嘛？自己的身體自己都不顧，是誰要顧？」
「沒辦法啊！同事都不會做，所以我要留下來幫忙啊。」

我不理解。以美麗家的經濟能力，都這種時候了，應該可以讓她放下工作、好好靜養吧？爲什麼她還要這麼努力賺錢？

後來我才知道，原來美麗從小家境辛苦，必須努力打工賺學費。那種深入骨子裡的勤奮跟拚命，並不會因爲她生病了而有所改變。她總是忘了，現在罹患癌症的她，才是那個最需要被照顧的人啊……

終於，這一輪的化療全部打完了，身體漸漸恢復的美麗，又生龍活虎了起來，但我多少還是不放心，叮嚀她，一定要定時回診。

日子，就這樣平靜地又過了幾個月。有一天美麗突然告訴我，她的背部、胸口有些疼痛，雖然照超音波沒有特別異狀，但我要求她再去做電腦斷層掃描，避免萬一。

「需要嗎？我不想做，做過一次超音波就好了啊！」

「不行，一定要幫妳做電腦斷層。」

「做電腦斷層要請假，我不想請假，我要去上班。」

「妳這傢伙想死啊！」

「公司還有很多事，我不要請假！」

美麗脾氣非常拗，堅持不請假，我只好打電話請阿正協助。阿正一聽也很生氣，但馬上就跟我說：「江醫師，請您幫她安排時間，我保證，我一定會叫她去檢查。」

想當然爾，這樣硬是安排檢查，讓個性剛烈的美麗很不高興，但她還是被阿正說服了，心不甘情不願地做了電腦斷層。

檢查結果，發現背部肌肉有一塊約五公分的腫瘤，前胸骨也有。於是我又安排了切片，確認是癌症復發。

美麗果決地要求再次開刀，但因爲這次復發的腫瘤有點大，開刀並不容易。而且復發的地方有兩處，我向美麗建議再打一次化療，看看能否讓腫瘤縮小，然後才開刀。

「爲什麼一定要先化療？」

「因爲我懷疑妳的身體其他地方還有癌細胞。癌細胞會再長起來，代表之前沒被化療打掉的癌細胞又復甦了。妳現在開刀的話，不確定身體其他地方是否還有癌細胞，可能還沒有長出來，我們再做三次到四次的化療，等腫瘤比較小再開刀，開完之後，還是要把化療的療程再打一遍。」

我耐著性子解釋。但其實一般人化療後，可能要五、六年後才會復發；美麗卻在化療七、八個月之後，癌細胞就恢復生機。

我心裡知道，這是因爲她得的是最惡的「三陰性」乳癌，而且發現時已經太嚴重了……但我依然懷著希望，說服美麗打第二輪的化療。

然而，事情總是不如想像中的順利。她的新腫瘤並沒有因爲化療而消退，原本計畫等她的腫瘤變小後再進行的手術，也不得不先暫時延後。
我爲求萬全，又幫她安排了一次正子掃描檢查，這一檢查，竟然發現癌症已經擴散到肺部了……她開始覺得胸口腫痛，連把手舉高都會很不舒服。

「可不可以開刀？」
「現在是絕對不可能再開刀的。」
「爲什麼？」
「癌細胞擴散了，現在開刀已經失去意義，開不乾淨的，一定還要再做其他的化療。」
「那還有什麼化療可以打？」

聽她這麼問，我其實也很尷尬。因爲說實話，眞的沒有什麼藥可以打了。她第一次打的化療藥性就很強，第二次還比第一次更強力，現在可以用在她身上的藥，大概都已經有抗藥性了。

「可以試一種口服的化療藥，還有一批最新的藥物可以申請，但是等健保局核准要兩個月，妳先自費打吧，這是目前唯一的辦法。」

「很貴，我不要！」

又來了，我忍不住在內心抱怨。

美麗眞是固執得離譜！明明經濟能力可以支付這些藥物用在自己身上，她卻總是捨不得。

後來我才知道，她連所有的癌症治療費用都是自己一肩扛起，完全沒有跟家人開口，就連理賠金也捨不得花在自己身上。

如果我早點知道，一定會和美麗說這批新藥是免費的，然後偷偷幫她出這個費用，但是人生最無奈的就是早知道……

本來以爲，我們會一起等待新藥核准，但是到了下一次預定的門診，美麗沒有出現。我以爲她只是忙著上班，不想請假，直到她的好朋友「仙姑」告訴我，美麗缺席門診，是因爲去了台北看乳癌名醫。

「我不會不高興，因爲那位乳癌名醫就是我的老師。」

我一點也不介意地告訴仙姑，我也理解，因爲癌細胞擴散的情況開始失控，她一定相當心慌。

但我一直沒有告訴她，其實一路以來，所有她的治療過程，我都跟我的老師討論過，確保我沒有任何遺漏。所以她在我這裡得到的治療，其實跟在老師那裡得到的是相同的。

但我也明白，同樣的話，從我的口中跟名醫的口中說出來，病人的信任度會有所不同，以及美麗需要Second opinion（第二建議）的心情。

美麗願意給我那麼多機會治療，我相信是基於對朋友的信任，我也對此十分感謝。如果不是朋友，一般確診後，或許早已轉往台北醫院接受開刀及後續治療。但美麗卻跟著我一路走了這麼遠，讓我非常感動。

「妳跟美麗說，不用不好意思，這樣的狀況很正常，甚至要我陪她去也可以！」

「其實不是美麗自己要去台北掛名醫，是她的朋友直接幫她掛號，美麗不好意思推辭，只好去看診。」

我告訴仙姑，這位台北的名醫是我的老師。美麗現在的身體已經非常不舒服，我可以幫她連絡，讓她去看診時不用等那麼久。

老師的助理告訴我，他們已經在幫美麗申請新藥，後續的治療方式其實跟我們當初的計畫一模一樣。

再後來，美麗就從我們的生活中消失了。太太傳訊息給她，也總是已讀不回。我們兩家之間的情誼，似乎就此斷了線。

忍不住還是打了電話

後來，我還是沒能忍住，打了電話給老師的助理，詢問美麗的近況。

助理告訴我剛開始打兩次新藥時很有效，可是後來不知道為什麼，癌細胞又擴散了。

我也從助理口中得知美麗現在正在林口住院，但是狀況不是很好，肺部積水不說，也沒辦法開口說話。

掛了電話，我猶豫了一會兒，還是忍不住打了電話給阿正，他剛開始不太願意告訴我狀況，直到我問他：「美麗是不是住院？」他才有些遲疑的開口。

「你知道？」

「目前狀況怎麼樣？」

「有放水，現在還可以呼吸，沒有插管。」

「哪一間病房？我要去看她。」

頓時，阿正猶豫了，沉默片刻才緩緩地說：「……美麗不希望任何人知道她住院，所以公司同事都以爲她只是請假幾天；對親朋好友也一個字都沒說。住院的事，只有我一個人知道。」

「那你怎麼跟你父母說？你們不是住在一起？」

「嗯，我跟他們說美麗出差幾天。」

我至此已經無力生氣了。

不喜歡麻煩別人的美麗，別說住院了，連得乳癌都沒讓幾個人知道。她把所有的壓力一肩扛起，即使已經到這樣的狀況了，都不要任何人去關心她。

「江醫師，你以爲我不想嗎？但是我一說要跟家裡人講，美麗就跟我翻臉，一副你敢讓別人知道就試試看的樣子。」

「你是她先生，怎麼會無法說服你太太？」

其實我也明白，私下的美麗比阿正更強勢，他也是被夾在中間有苦說不出，委屈得不得了。

美麗生病的過程，除了美麗本人外，也只有阿正能幫著承擔一點。我告訴阿正，我跟仙姑想去看看她，但沒有美麗的允許，阿正也不敢告訴我們美麗住哪間病房。

「你們要來的話，我要先問問看美麗……」

後來基於尊重病患的意願，我跟仙姑還是忍耐著不去探望。但，或許是美麗感受到大家的意念吧，隔了一個多月，阿正突然到我們家拜訪，說美麗最近好了一點，希望約大家一起吃個飯。

當然好啊！

好久沒有這樣的感覺了。記得大家一起聚餐的午後，兩家人在一起聊得好開心，彷彿又回到了從前的日子，只是吃飯的時候，我注意到美麗偶爾會皺皺眉頭。

「怎麼了？」

「嗯？沒有啊？」

出於尊重美麗，我也知道她不想讓人知道自己的病情，所以就不再追問。我們都不知道，其實那時，癌細胞還在折磨著她。

那天下午，她忍著痛，與我們共度最後一次的快樂時光。彷彿是要給我們幾個重要的朋友，一個最後的交代。

即使身體已經到這個地步，美麗仍舊一出院就去上班。但這一、兩週她常常頭痛，有時候痛得受不了，她就把車停在路肩，休息十分鐘再繼續開。

回去找老師看診時，老師爲她做了斷層掃描，沒發現異狀，本來以爲病情已經稍微控制住了，於是開了強烈的止痛藥給她。

但是吃了藥之後頭痛依舊沒有緩解，一旦發作，就痛得像快爆炸一樣。她無法再開車，只好再次回診。

老師也覺得奇怪，於是又安排做了核磁共振，這才發現癌細胞已經轉移到腦膜了。腦裡面的腫瘤一顆一顆，長成一整片。嚴重的病情讓她又住院了，老師爲她安排電療，看能不能減緩頭痛的症狀。

老師告訴美麗，她可能只剩三個月。然後在某一天，很奇怪地，阿正主動打了電話給我。

「江醫師，美麗又住院了。」

「前一陣子不是還好好的？」

「癌細胞轉移到腦部了。」

我的心涼了一半。

「她現在，已經不太認得人了。」

「……我馬上過去！」

掛掉電話後我才回神，這次阿正怎麼會主動通知我？也沒有猶豫，或是阻止我們去看美麗？

到醫院後我們才知道，這是因爲不省人事的妳，已經阻止不了關心妳的人了。

不告知家人，真的對他們最好嗎？

雖然早就知道她的狀況，但是當我們到了醫院，親眼看見她意識不清的躺在病床上時，彷彿有一隻手緊緊抓住我的心臟扭轉。

在美麗的家人面前，我不敢掉淚。因爲此時此刻，沒有比他們更悲傷的人了。

站在美麗的病床前，我在心裡默默地對她說，當妳的病情開始惡化時，我想了很多辦法，也找了很多人討論。後來，當妳毅然決然跑去找另一位醫師治療時，我知道妳心裡覺得對我不好意思，所以才躲了我半年，但其實我一點也不介意，眞的。

有一天半夜，妳突然傳訊息給我，妳說會轉院，是因爲覺得自己這次眞的要走了，怕對我名聲不好。這眞的就是妳會做的事。

阿正看到我似乎很高興，我知道他是一個很堅強的人，但我也知道，這個漢子累了。他的苦沒有辦法告訴任何人，唯一能傾訴的對象只有我，終於有人可以分擔他內心一點點的痛苦跟不安。

美麗的兄弟後來知道她得乳癌，也知道她的狀況很嚴重，但是卻遲遲不敢讓父母知道。因爲美麗強烈要求兄弟什麼都不能說，大家都怕她生氣，所以什麼都不敢說。

但是美麗，妳太天眞了！

妳以爲什麼都不說，父母就不會察覺異狀嗎？

妳不讓父母知情，是爲了不讓他們擔心，但這樣眞的是爲他們好嗎？

我問阿正，他眞的不通知美麗的父母嗎？阿正說他不知道該怎麼開這個口。

「美麗現在都這個樣子了，你再不通知他們，還要等到什麼時候？」我語氣強烈。美麗已經意識不清，眞的是時候讓她的父母知道了。

如我所想，美麗的媽媽趕到醫院時，完全不能接受美麗不省人事的樣子，對阿正的隱瞞至今也很不諒解。

「爲什麼我最後一個才知道？我女兒都變成這樣子了，睜不開眼睛，醒來也不認得我、不能講話了，你們叫我要怎麼辦？」

老人家難掩悲痛，哭倒在地。病房裡，除了媽媽的哭聲外一片死寂。我看著痛苦又無奈的阿正，心裡非常同情他。美麗的個性大家都知道，她就算是死，也不會讓人說，身爲她先生的阿正，就成了唯一承擔後果的人。

又隔了幾天，我再次開車到醫院看美麗。

一路上，我的心情都很複雜，因爲我有些受不了看到她躺在病床上的樣子。

這次探望，美麗雖然是睜開眼睛了，但還是認不得人。她像剛出生的小孩子般，眼睛溜溜地轉著，像是對這個世界充滿了好奇。

我把自己帶來的佛珠放在她的枕頭下，開始向上天祈求。既然很多師父都說我很有神明緣，那麼，就請上天聽聽我的聲音吧！

我求祢，不要這麼早，就帶走一個這麼好的人。

從妳身上學會的事

我還記得，那是個窗外下著雨，天氣陰涼的早上。我突然接到一封簡訊，寄件人是阿正，上面寫著：「美麗剛剛走了。」

顯然我的聲音，最後並沒有被上天聽見。

突然間，腦海中有關美麗的記憶一一浮現，從第一次的會面，到最後的臥病在床。

從美麗發病開始到臨終的過程中，我有很多不理解她的地方，比如堅持不想多花錢、堅持要上班、堅持不告訴親友等，但回過頭來，她的一切，都讓我深有感觸。

不想多花錢，是因爲從小家境貧困，捨不得自己用最好的，總是希望留給家人；堅持要上班，是因爲她放不下需要幫助的夥伴，所以即使化療痛苦、頭痛難忍，也一定要去公司看一看；不告訴親友，是因爲她知道父母會心痛，而我們這群朋友，她即使隱瞞、硬撐著身體，也要來見我們最後一次……

她實在太善良了，即便滿身病痛，也從不忘記照顧身邊的任何一個人，包括只是跟她同一間病房的陌生人。

我知道我不用替她擔心，阿正是個好先生，他會處理好所有事情，美麗不用牽掛什麼。

我攔了計程車前往殯儀館。看著車窗外飛逝而過的影像，想起有一次，她折了好多金元寶，原本是師父建議她折來給自己祈福的，她卻在金元寶上寫：「祝福江醫師事業蓬勃發展。」

我收到照片時，眞是又好氣又好笑，妳祝福我幹嘛？明明需要祝福的人是妳才對啊！

靈堂上，掛的是美麗以前的照片，長長的頭髮，臉上掛著溫柔的微笑。我拿起一柱香，本來想和她說說話，但話都到了嘴邊，卻又嚥了下去。

來看美麗的人很多，我上完香，站在最後一排看著。覺得不只是美麗，美麗家的人眞的都很怪。阿正上香時，居然是對她說：「江醫師來看妳了，妳一定要保佑他事業成功。」

美麗全家都是這個樣子，讓人永遠難忘。

乳癌帶走了一輩子都替別人著想的妳，而我不斷在乳癌的治療上研究，就是希望能夠有所突破。

當我拿到乳癌的新專利時，我多麼希望時間能倒轉，再給我一次機會。但是，逝去的已經不會再回來了。

紙短情長，我想藉由短短幾行字，讓大家都知道有妳這麼一個人。

所有的朋友們，包括我，都會永遠記得妳！

那個心地善良的，「美麗」的妳！

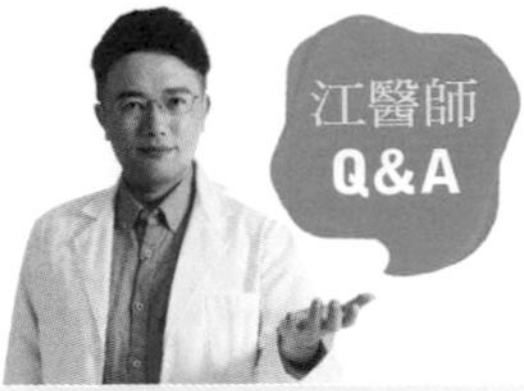

Q 許多病患發現自己有癌症，卻不願告訴家人？

「態度」很重要。

有些病人因為不想麻煩別人、不想讓別人擔心，所以選擇隱瞞，結果在無意中，還是傷害了身邊最親愛的人們。你以為隱瞞是最好的、是為他們著想的，其實也是最令他們傷心的方式，讓許多人留下終生遺憾。

就像美麗的父母，他們最後才得知女兒得乳癌，但是去醫院時，女兒已經不認得他們了。試問天下父母心，有哪個做父母的能接受自己的孩子突然就一病不起呢？不只是病人本人，協助隱瞞病情的先生，以及其他手足也是身心俱疲。

就像美麗希望一肩扛起重擔，但事實上，一個人是沒有辦法承受那麼大的壓力的。陪伴她的先生阿正，也因為她的堅持而無法向他人傾吐煩惱，在美麗走後，更是只剩他承受所有來自美麗父母的壓力與指責。

接受別人的幫忙並不可恥，不要讓自己的好強害了自己。美麗是一個很願意幫助別人的人，如果她也願意接受大家的幫忙，也許會減少許多父母的哀痛與遺憾吧。

Q 乳癌治療完後，就沒事了嗎？

癌症並非動完手術、化療完就沒事了，永遠沒人可以保證病人身上是否還殘存癌細胞。若有殘存癌細胞，可能會像美麗一樣，歷經一段時間後復發，而且復發的癌細胞生長速度極快，若是再加上擴散，後果不堪設想。

所以我常告訴病人開刀、化療之後要多休息，維持體力和免疫力。有時癌症就是上天告訴病患，是你該改變生活模式的時候了。只有自己多注意日常生活，才有辦法保持健康的身體。

Q 為什麼癌症擴散了，不能再開刀？

大部分癌症擴散後，醫師就不會再建議開刀，是因為此時開刀也沒有意義了。癌細胞擴散至身體各處，你不可能每個地方都靠開刀處理。而且開刀還會消耗病人的體力、減少抗癌的根本，所以一般都是癌症一旦擴散，就轉以全身性的治療為主。

除非有某處轉移的地方特別大、會危及生命，或是病人有A、B、C三處轉移，經過治療後只有A對治療的反應不佳，此時才會考慮開刀切除A。

Q 何謂「三陰性」乳癌？

同一種癌症還可以細分成很多型，以乳癌為例，我們除了會告訴病人乳癌的期別外（就是一般人常聽到的第幾期），還會告知她的乳癌是哪一型。

「三陰性」就是其中一型，而且是最惡性的一型。其他型的乳癌還有抗荷爾蒙治療或是標靶治療可以選擇，但上述治療對三陰性乳癌皆無效，導致這種乳癌的治療對策相當有限，幾乎只能依靠化療，所以三陰性預後通常最不好。一旦復發，化療又反應不佳時，常會讓醫師束手無策。

奇蹟爸爸站起來

激起「信念」很重要，要讓病人知道，他是為誰而戰！

當你意識不清地被送進急診室時，
我真的在心裡想，這只能盡人事、聽天命了。
後來你幸運地留了下來，又要面對一連串辛苦的復健。
但我知道你可以的，因為你的女兒那麼可愛，
妻子那麼努力的在台灣，為你跟你的家人打拚，
你怎麼捨得丟下她們先走呢？

夜半的急診病人

那一夜，我負責值班，這是當時還年輕的我，主要的收入來源（因爲那時白天門診都沒什麼人……深刻體會到什麼叫門可羅雀）。即使是凌晨半夜，只要一接到急診室的電話，我就會飛快地前往現場。

那天是平安夜，急診室人不多。到晚上八點，我只開了一台闌尾炎（俗稱「盲腸炎」）的刀，就沒有再接到急診室的電話。

當時的心情只能用「一則以喜、一則以憂」來形容。「喜」的是，那是個平安的平安夜，不繁忙的急診室代表大家都很平安；「憂」的是，只開了一台盲腸炎的刀，對年輕醫師來說收入實在不太夠。

打了個哈欠看看手機，時間已經十一點多，我心裡想：今天也眞的是累了，還是先補個眠吧。

走上十三樓的值班室，冷氣開得超強，我裹著厚厚的棉被準備休息**（我最喜歡開著冷氣睡覺了！）**床超級舒服，但我心裡有些百感交集，不知是該高興可以這樣睡到天亮，還是該期待半夜被急診吵醒，再通宵大戰一番。

躺在床上胡思亂想了一陣子，睡意就來了。心想，好吧！今天就這樣了，我要睡覺了！意識也漸漸矇矓了……

正好在我要睡著的那個當下，手機突然再度響起。被狠狠叫醒的滋味實在不太好，我內心一陣嘀咕，真是的，在我正要睡的時候打來也好啊，偏偏是我快睡著了才來電話。

想歸想，病人總是不能等的，尤其是急診。我迅速接起電話，就聽到護理師說：「剛剛119通報，有重大傷患要送進來，是一名男性，被卡車壓到。病人狀況很嚴重，請立刻到急診室standby。」

本來意識模糊的我，一聽完精神馬上就來了。對醫師而言，遇到重大傷患時腎上腺素都會瞬間大量分泌。我立刻起身，抓了醫師袍穿上，飛速從十三樓搭電梯到急診室預備。

那天急診室重傷區沒有其他病人，只有我、另外兩位急診室醫師以及兩位護理師站在裡頭待命。

急診室同仁也不太了解傷患狀況，大家彼此交流了一下資訊，只知道傷者是被卡車輾過。當時大家一聽，雖然沒有說出口，但臉上都露出了疑惑：

「這樣還活著嗎？」

「送過來不會馬上就要沒有血壓了吧？」

我一邊準備著，一邊心想，這只能盡力而爲了。

救護車的聲音在急診室門口停了下來，傷患立刻被推進急診室。是一位理平頭的男生，看起來年紀很輕，大約只有三十多歲吧？頭部以下被救護車的隨行急救人員用護具固定，看不太到身體的受傷情況，意識已經不清。

我們一群醫護立刻一擁而上，護理師很快接上生命徵象的監視器，我和另一位醫師也迅速幫病人插管。

這時在打點滴的護理師求救了，由於病人的血壓太低，血管變得不明顯，護理師找不到血管，所有的急救藥物都沒辦法輸入。

在這分秒必爭的時刻，我拿起了一片救護車上的刀片，憑著外科醫師對解剖的熟悉，用刀片劃開了他頸部外側的皮膚，直接用手指勾出了一條比較粗的靜脈，再把大號的點滴導管順著放了進去。隨著靜脈輸液和藥物進入病人體內，他的血壓也很快就有了反應，慢慢的上升了。

看著血壓計上的數字，我突然發覺眼睛好刺，原來額頭上早已布滿了汗水，正慢慢的往下流。心裡有點慶幸，看來這幾年的外科生涯沒有白過，關鍵時刻，我的刀功還是能依靠的……

迅速打完針之後，我們將覆蓋在他身上的布掀開，才發現剛剛那些都只是小菜一碟。

病人的腳已經不正常扭曲，輕搖他的骨盆腔，就可以感覺到一陣搖晃，表示他正處於一種非常不穩定的狀況——他的骨盆腔已經碎裂，加上鼓起的肚子，一看就知道是相當嚴重的內出血。

護理師拿著血袋掛上，儘管點滴的管道已經夠粗了，我們還是覺得血液流進病人體內的速度太慢了。護理師轉而用手擠壓血袋，希望血液能更快一點、讓更多一點的血液輸進病人體內。

五個醫護人員，眼睛不是盯著病人，就是盯著連接著病人的生命監視器，場面莫名的安靜，監視器的嗶嗶聲就更顯刺耳了。

我感到一陣熱血上湧。

這種在跟死神拔河時，眾人齊心合力的獨特感覺，若不是我身在其中，大概也是無法體會吧。

病人的情況實在緊急，我們連做其他檢查的時間都沒有了，直接和護理師把病人推到開刀房。

移動中病人的肚子又變得更大了，我知道裡面還在出血。護理師擠壓血袋的動作不曾停止，努力地想將血壓拉高，但成果實在不佳。

病人的心電圖儀正發出滴、滴、滴、滴的急促聲音，我聽著聽著，覺得自己的心跳好像也跟著加速起來。

進入開刀房後，我盯著心電圖，也沒有時間慢慢消毒了，只好將一桶消毒的碘酒直接潑在病人的肚子上，所有人神經都緊繃到不行。

由於病人血壓太低，麻醉醫師根本也沒辦法打麻醉（因為一麻醉，病人的血壓可能就直接掉到零了……），於是碘酒一潑，無菌的單子一鋪，我們就這麼急促地開始了手術。

病人是嚴重的內出血，手術刀剛落下，大量的鮮血就爭先恐後地噴出，我下意識的偏了一下頭，鮮血沾上了我的眼鏡，染紅了我右半邊的視野。把眼鏡清理乾淨，眼前的世界仍是一片紅色。

病人的內臟浸在滿滿的紅色液體中，雖然隔著手套，仍然可以感受到血液的溫熱。

我試著用抽吸器吸出病人肚子裡的血，但剛吸走了一些，肚子裡某處就又溢出更多鮮紅的血液。我不斷的在病人的肚子裡翻動，試著尋找出血點，旁邊的麻醉人員也在不斷的輸血。

我們都知道，這是一場幾秒內就有可能分出勝負的戰爭。

病人的內臟被撞碎得厲害，腸子也破了兩個大洞，我在血泊中，像個裁縫師般縫補著病人被撞碎的器官。但「福無雙至，禍不單行」這句諺語好像總是在不經意時驗證著它的準確度，好不容易手術快結束了，病人的凝血功能卻開始出現異常。

他實在是失血太多，儘管我們很努力在輸血，仍然沒有辦法逆轉他開始惡化的凝血功能，於是血液開始從四面八方滲出，止也止不住……我又在病人的肚子裡塞滿了紗布加壓，最後在病人的肚子裡滿是紗布的狀態下暫時休兵。

第二天，我們再度動刀。將紗布移開再檢查，有沒有哪些地方還在流血？結果發現比第一次好很多，只是傷口依舊在出血，必須繼續用紗布加壓。

第三天再打開肚子，病人的出血狀況總算減緩了，我們鬆了一口氣，將病人的肚子縫合，終於不用再塞紗布了，而且術後隔天，病人就恢復了意識。

原本以他這幾次開刀的過程來看，我們一直告訴家屬，預後可能會很差，極有可能性命不保；就算能活下來，也不知道他會不會醒過來。但出乎我們的意料之外，他竟然這麼快就恢復意識了，簡直是不可思議！

到了第六天，病人的呼吸也慢慢恢復了，連呼吸器都移除了。

事後我仔細回想可能的原因，第一，他才三十幾歲，還正是年輕力壯、恢復力好的時候；第二，我只能說他求生意志超強。

但讓他求生意識如此強烈的原因是什麼？

不能在外守護的苦衷

回想他剛轉進加護病房時，情況還算不上樂觀，我第一次去查房，時間大約是早上七點吧，沒見到病人的家屬。我一開始也不以爲意，但後來連續去了兩、三次，還是沒看到家屬，這開始讓我不太高興。

我認爲病人是家屬和醫師要一起照顧的，怎麼可以全部丟給醫護人員呢？況且病人剛從鬼門關撿回一條命，怎麼也沒人來探望？家屬到底有沒有在關心他？

我告訴護理師：「我明天早上八點會來查房，請你先通知病人的家屬過來，我要跟他們解釋病情。」

但護理師卻告訴我：「家屬要會客時間才會來。」

那時的我非常不能理解。病人在加護病房，生死未卜，就算不是會客時間，家屬也應該二十四小時在外面等候吧？如果醫師有需要緊急決定的治療步驟該怎麼辦？家屬一點都不擔心病人的狀況突然生變嗎？

「病人那麼多，我不可能配合他們的時間，你請家屬明天早上八點就過來。」

雖然心裡有一大堆抱怨，但我說話時盡量讓自己看起來平靜。

隔天早上，我還是沒看到病人的家屬，但「終於」有人出現了。看起來似乎是病人家的外傭吧，國語也說得不甚流利。

當時年輕氣盛的我，累積了幾天的不滿於是爆發，第一句話就酸她：「要見妳們家的人一面還眞難。」

她看起來有點被我嚇到了，表情非常惶恐，但我又問：「這位病人的情況這麼嚴重，我怎麼從來沒有看到家屬來？」

她沒有解釋，只是不停的道歉對我說不好意思、不好意思，也不斷拜託我，請我一定要盡量幫忙。

我看著頻頻道歉的她，心裡的火稍稍滅了一些，畢竟也不是她的錯，於是回答她：「我知道，我們會盡量。」

病人的家屬大概眞的不太關心他吧，傷勢都這樣嚴重了，也不見有人來醫院照料陪伴。倒是那位外傭，從語氣跟表情中，我都能感受到她的憂心忡忡。

我承認我是想教訓家屬一下，但反而把氣出在外傭身上了。我自以爲自己做了件好事，但後來才知道我錯了！

這幾句酸言酸語，讓我在知道眞相後非常自責、也非常羞愧。這件事放在我心底很多年，從來沒有忘記過。

那一陣子，恰巧我的親戚住在加護病房，我去看他時，和其他人小抱怨了一下我找不到家屬的事情。

我說得義憤塡膺，但親戚的一番話點醒了我：「家屬也要工作啊！又不是每個家庭都那麼有錢不用工作，二十四小時都在加護病房外面等。」我當下好像被雷打到一樣。我居然忘了這點！是啊，原來，很少有人是可以一直留守醫院、寸步不離地照顧親屬。

我一邊心懷愧疚，一邊進行查房，卻又沒看見病人的外傭，後來無意間走到七樓時才發現，那位外傭帶著個孩子，跪在醫院的佛堂裡祈禱。

我又猛然一陣醒悟，她並不是外傭，而是病人的太太吧？我看著她跟女兒的小小背影，呆呆的在她們身後罰站，因爲我覺得我該罰。

後來我才知道，她的國語雖然能溝通，但不是很流利，所以多半靠著幫傭、打掃賺錢，才無法一直出現在病床旁陪伴先生。她的先生已經倒下了，現在剩下她一個人工作，還要同時照顧女兒及丈夫……

她不是不關心她先生，只是被現實環境所迫，不能像我想像的那樣，日夜在醫院悉心照料，否則，誰又來照顧其他家人呢？看著女兒跟她緊握的雙手，她是多麼努力地爲先生祈求奇蹟發生？只是我渾然不覺。

後來的我，開始學著站在家屬的立場著想。如果家屬不能照規定的時間來探望，或是不能配合醫師查房時間，我也告訴自己，不要妄下斷論，認爲家屬不在乎。每一個獨自住院的病人，背後也許都有這樣，不得已的千萬個因素。

再站起來的奇蹟爸爸

後來又過了幾天，病人的生命徵象穩定後，我下一步開始設法改善他的生活品質。最重要的，就是幫助他再次站起來。

我請骨科醫師協助處理骨折的問題，但病人的骨頭都已經碎裂了，不是一次手術就能解決。這可能必須經過六、七次的手術，而且術後還要努力復健，才有可能重新站起來，這還是最好的狀況。究竟能不能恢復正常，說實話，仍是未定之天。

骨科醫師很實際地告訴病人，就算他都按照我們的計畫接受開刀與復健，希望仍舊不大，要他先有心理準備。

這一番話，讓全家人原本劫後餘生的心情又瞬間跌到谷底。不只是家屬，病人自己也喪失了鬥志，求生意志變得非常低落。病人更是痛苦地說，既然不會好，那麼辛苦開刀、復健幹什麼？

我只好試著說服病人，告訴他做了，也許還有一線生機；不做，就眞的什麼都沒有了。但病人難以忍受自己可能再也站不起來的事實，情緒十分不穩定，更不用說接受開刀了。

我想到那天，太太跟女兒跪在佛堂前，努力爲他祈福的背影，於是思考：**該如何幫助這個家庭？要怎麼才能說服病人接受後續的開刀跟治療？**於是我試著再次與他深談。

「你爲什麼不開刀？」

「開刀就會好嗎？」

「我上次也說過了，開刀是不一定會好；可是你不開的話，就一定不會好啊！」

「……那手術的費用，應該不便宜吧？」

病人猶豫地開口，我這才明白，也許他一開始是因爲對未來的不確定才灰心喪志，但後來，卻是開始擔心自己是不是會拖累家人，這才遲遲不願意動手術。

「你這樣屬於重大傷病，眞的不用擔心醫療費用的問題。但是如果你不動手術，之後再也站不起來了，誰來賺錢養家？這對你來說，才是最大的問題吧？」

病患陷入深思，但我看得出來，他依然在擔心著什麼。我看著旁邊的太太跟女兒，靈光一閃，又繼續說：

「你女兒幾歲了？」
「快五歲了。」
「你很喜歡她喔？」
病人沒有回答，但臉上寵溺的表情已經說明了一切。
「你覺得全天下最喜歡她的男人是誰？」
「當然是我啊！」
「可是如果你不開刀的話，那個全天下最喜歡她的男生，以後就沒有辦法照顧她了……」
病人又陷入了沉默。
「那你就只能期待，她以後交到跟你一樣愛她的男朋友，不然就沒有人照顧她了對吧？說眞的，趕快站起來吧！不然你女兒就少一個這麼愛她的男生了！」

病人那天下午，飛快地簽了開刀同意書。

後來每次太太帶著女兒來探望他，女兒都會抱著他爲他打氣，病人也深受女兒激勵，不但積極接受骨科醫師一連串的開刀治療，也非常努力地進行復健。

約莫七、八個月後，這個病人一手牽著太太、一手牽著女兒「走」進我的診間，沒有輪椅，甚至連拐杖都沒用時，我一時之間居然沒有認出他來，還習慣性地詢問：「你好，請問哪裡不舒服嗎？」

「江醫師你忘記我囉？」

病人笑了，一旁的太太跟女兒也忍不住笑了起來。

被人這麼問，我其實有點不好意思，假裝不經意地在電腦點出他的病歷，才非常驚訝的發現：「原來是你！復健得不錯喔！你可以站起來，還可以走了耶！」

想想距離上一次見到他，應該超過半年了吧？看著他現在健康的模樣，已經完全無法跟那位半夜加班被卡車撞到、送到急診的重大傷患聯想在一起了。

他靦腆地摸摸頭說：「對啊，很辛苦啦！不過很開心，我現在可以活動，也可以回去做一些比較輕鬆的工作了！眞的非常感謝你！我沒有哪裡不舒服啦，只是想讓你看看，我可以走了！來來來，我們跟醫師鞠個躬說謝謝。」

勸他開刀的那個時候，我說實話，眞的只是靈光一閃。

同樣也身爲人父，也有一個女兒，我猜測著，也許女兒的未來，是最能夠激起他求生意志，同時也是能支撐他走過復健的關鍵。

看著他牽著女兒、妻子離去的背影，說眞的，那一幕眞的令我非常感動，我已經忘了當下的我有沒有哭了……

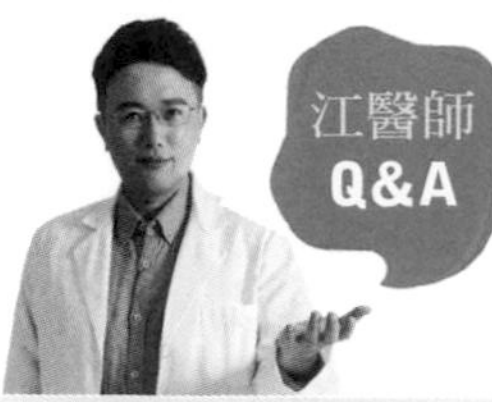

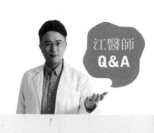

Q 「信念」很重要嗎？

在我心中的醫學，絕對不是冷冰冰的。

醫師也不是只要告訴病人醫學道理、告訴病人成功率是多少，失敗率又是多少而已。如果醫師的話不能引起病人的共鳴，那病人也就很難配合醫師做一些重大的治療，畢竟他是要把自己的性命交到你手上啊！

病人在好不容易存活下來後，又聽到醫師說，接下來是一連串不知道會不會成功的手術時，我相信任何人都很難保持堅強的鬥志。

我想要激起他對生命的熱情，而我認為最好的方法就是喚起他的責任感，也就是要讓他知道，他是為誰而戰！

對一個爸爸而言，最好的對象就是前世的情人——女兒了！很多人都是這樣，如果是為了自己，他可能選擇放棄，但如果為了他所愛的人，那他不管再苦都會努力向前。這是我行醫多年所看到的，寶貴的人性光輝，也正是這樣的光輝，讓我能夠一直對醫師這個職業保持熱情。

Q 醫師說實話，帶給病人絕望或希望？

很多人可能會想，當面對重大病症時，究竟遇到一個說實話，但令人很絕望的醫師好？還是婉轉說實話，但還能帶給病人一絲希望的醫師才好？

站在醫師的立場，跟病人實話實說是必須的，醫師一定要在開刀前跟病人把事實說清楚。但同樣是實話，也有許多不同的講法。

舉例來說，有的醫師會很冷靜地告訴病人：「你這個要開刀六次喔！之後你不要以為開完六次刀就一定會痊癒，沒辦法保證喔！以我們過去的開刀經驗，開刀之後可以站起來走路的機率，五個人頂多一個。」

但這樣的陳述事實聽起來相當冷漠吧？

同樣的實話，如果我換個說法：「你之後還需要幾次開刀，後期還要搭配長期復健。以我們的經驗，完全康復的機率大概有兩成；如果你不開刀、不復健，那機率就是零了。」

同樣是告訴病人實話，我會選擇後者這樣的表達方式。我必須讓病人明白，真正的痊癒機率雖然不高，但總是有一線希望。同時也希望病人可以跟我一起努力，去搏一搏那兩成的機會！

表達方式的練習，是我們醫師一輩子的功課。它可能改變一個人，甚至一個家庭的一生。

我至今仍時時告誡自己，要多注意對病人說話的內容，因為那對他們的影響實在太大了。

硬漢的眼淚

堅強的外殼，是為了保護脆弱的內裡而存在

你總是說一個人就可以，一個人就好。
你在窗邊默默流的淚，你的家人都不知道，
就連我，也是因為意外才看見了。
其實硬漢並不是真的總是堅強，
大家看到的，是你為了家人而打造出來的硬殼。
不用擔心，你並不是一個人，
讓我跟你一起戰勝肝癌這個大海怪！

賣魚的大老闆與無名的小醫師

我在基隆行醫多年，因爲靠近基隆港的地緣因素，常常會碰到一些從事漁業相關的病人。

記得魚老闆第一次來找我看診，是大約八年前。走進診間的他，有著長年曬出的黝黑皮膚，身形削瘦，年齡大約也就五十吧。

「醫師，我的右上腹有點痛，可以幫我檢查看看嗎？」

我幫他安排腹部超音波，超音波一掃發現一顆疑似肝癌的腫瘤，於是請他再進一步做檢查，才發現原來他是C型肝炎患者，但卻因從不定期檢查，根本不知道自己有C肝，更別說定期追蹤。

我立刻安排他住院，經過電腦斷層和血管攝影，確認他得了肝癌後，我建議他必須開刀。但是，還是那句老話，當下的我並不覺得他會在我這裡動手術。就算最後會找我，應該也會先去台北的醫院繞一圈吧，我甚至都已經準備要幫他拷貝病歷了。

但魚老闆出乎我意料的阿莎力，沒有任何猶豫，就要我立刻安排手術，開啓了我們倆長達八年的醫病緣分。

順利開刀完之後，魚老闆開始定期到我的門診追蹤治療。他有著討海人的直爽個性，偶爾會有一些意外之舉。比如有一次回診時，他竟然拿了一大堆冷凍的魚來，著實嚇了我一跳！

「醫師，這是我的船隊今天捕到的魚，送給你吃。」

「你是做什麼工作的？怎麼有這麼多魚？」

「醫師，我是賣魚的啊！你都不知道喔？」

當時我的病人不多，所以有許多時間可以跟他聊天。後來才知道，雖然他謙稱只是個賣魚的，但其實不但擁有多家店面，甚至還擁有自己的捕魚船隊，是個貨眞價實的「魚老闆」啊！

但這個發現又讓我疑惑了，「你怎麼會找我看診？」當時沒沒無名的我，非常好奇賣魚的大老闆爲什麼會找上我，甚至非常信任我，還讓我爲他開刀？

魚老闆一如往常地爽朗回答：「我第一眼看到你喔，就覺得有緣，心裡有一種感覺，就是你了！」

我聽了也不禁笑出來，在心裡感激父母，生給我一張還不算討人厭的臉……

後來，魚老闆也乖乖地持續追蹤了一年多，一開始都很正常，但快到第二年時，他的肝癌復發了。

其實肝癌兩年內復發的機率，大約是百分之六十。還好魚老闆都有定期回診，我們追蹤得也很勤快，所以雖然復發，但腫瘤只有兩公分不到就被發現了。

「情況還算樂觀，可以再開一次刀。」

「好啊！什麼時候？排個時間給我。」

他聽見癌症復發，情緒並沒有太大的起伏，語氣中也沒有我預期的沮喪，就直接請我安排下一次開刀時間，反而是我愣住，很想告訴他：「先生，我是說你肝癌復發耶！是要再開一次大刀來切除部分的肝臟耶，你是不是沒聽清楚，以為是在開你肚皮上的脂肪瘤嗎？」

他的表情很鎮定，一副稀鬆平常的模樣，彷彿開刀不是嚴重的肝癌，而是平常的小手術。

感謝神明保佑，儘管因為前一次開刀的關係，他的腹部有一些沾黏，腫瘤的位置也不是那麼容易切除，魚老闆的第二次開刀還是順利度過了。當然，術後他又開始繼續追蹤，我們好像又回到了一開始那樣。

但這時的我，其實心裡有個壓抑許久的疑問：那就是每次開刀，我總是不見魚老闆的兒女。他的太太通常也只有開刀的當天會出現，而開完刀後的住院期間，魚老闆幾乎都是一個人。

回診就更不用說了，大部分的時間，他也都是一個人來看診……我眞的很好奇，但一直沒有問出口。

接下來，是一場長達五年多的硬戰。

魚老闆一直都很準時，從來沒有跳過任何一次門診追蹤。雖然病情反反覆覆，中間也有過幾次復發，但每次也都治療得很順利，總算是在控制之中吧。治療過程中，他也沒有受到太大的痛苦，眞是不幸中的大幸。

直到最後一次，他的肝癌突然莫名其妙地大爆發，血小板指數一路下滑，白血球卻高達好幾萬（正常血液白血球指數介於四千～一萬一千），我緊急安排他住進了隔離病房，並請血液科醫師爲他檢查，發現他不但肝癌復發，還同時罹患了血癌，被兩個癌症同時侵襲著。

魚老闆的病況變得很危急，面臨九死一生的關鍵選擇。我告訴他，化療是最後的一條路，也是唯一的一條路。但是打化療時，身體也很可能撐不住，要他先做好最壞的打算。

「要不要拚拚看？」

他沉默了，我也是。

我知道他在猶豫，這是我第一次看到他在猶豫。一向都那麼阿莎力的人，在面對這樣生死攸關的狀況，也是無法直接回答我吧。

「你想想看，明天再告訴我。」

我想讓他一個人考慮一下。

離開前，我看了看病房四周，還是沒有看到魚老闆的家人。

「我喜歡一個人。」有多少人能真心的這麼說？

第二天早上，我又來到魚老闆的病房，病房內的他，依舊獨自一人，靜靜地望著窗外。我深怕打擾他，在病房門口悄悄站了一會，才用手敲了敲門。

魚老闆回過頭來，臉上有些恍惚，想來這一夜，對他相當難熬吧。他沒有說話，是我先打破了沉默。

「我知道這件事很重大，對你來說也很難決定。你兒子女兒呢？要不要請家人一起來討論？」

「不用啦，他們都成家立業了，有自己的事情要忙。」魚老闆沉默片刻，又語重心長地問我：「醫師，你讓我再考慮一、兩天好嗎？」

「當然可以，只是癌症的治療，就是與時間的賽跑，能早一點決定總是好的。你一個人，沒問題嗎？」

「這裡能讓我一個人靜靜地想事情，我喜歡這樣。」他淡淡地這樣告訴我。

但我知道的，與他相處了五年，我所認識的魚老闆，是個非常體貼家人的漢子。他希望孩子將時間花在照顧自己的家庭上，所以從來不要兒女陪伴；每次太太來醫院探望，他也總是認爲醫院沒有家裡舒服，催促太太趕緊回家休息，不用在醫院陪伴，他一個人住院就可以。

他一直都是這麼的爽朗樂觀，所以那一天去查房時，其實我也吃了一驚。

那天，他的病房門半開著，我沒有敲門，放輕腳步地走了進去。他站在窗戶旁，背對著我。那天天氣很好，窗外的陽光把他的背影拉得很長。

我很好奇他一個人時到底都在做什麼？也想知道他會站多久？出於好奇心和一點頑皮的心態，我就這樣靜靜地站在他背後幾米的地方，結果過了三、四分鐘，他都沒有發現我的存在。我又往前走了幾步，這才看見，一個人靜靜地望著窗外的他，臉上布滿淚水……

我用更輕的腳步離開病房，決定給他一點獨處的時間。以他的硬漢性格，應該不希望讓別人看到自己的脆弱吧！

十幾分鐘後，我走了回來，他依然站在窗戶旁，我這才敲敲門，他轉過頭來，眼睛紅紅的，我知道他剛流過淚，假裝沒事走了進去。

「你還好吧？」

「嗯，果然在醫院住久了也很悶啊！」

「你想得怎麼樣了？」

「我想好了，再打化療吧。」

「那你要跟你的家人講一聲。」

「一定要嗎？我自己決定不行嗎？」

「不行，一定要請你的家人都來醫院一趟，醫院規定，我必須將治療可能的風險分析給他們聽。」

在我的堅持下，那個週六，是我第一次見到魚老闆的兒女。

我詢問他們是否知道魚老闆現在的狀況。兒子告訴我，說他只知道爸爸得了肝癌，現在好像有復發，但詳細情況不是很清楚。

我一聽就知道，魚老闆絕對沒有跟他們轉達事情的嚴重性，被我一問，魚老闆才說：「這有什麼好說的？沒關係啦！現在講也是一樣。」

我告訴魚老闆的兒女，他爸爸不只得了肝癌，還同時罹患血癌。兩個癌症併在一起，當下唯一能走的路只有化療，但是危險性極高，可是若什麼都不做，幾乎沒有機會，希望他們能同意進行化療，至少能拚一線生機。

聽我說完，兒女都陷入沉默，過了半晌才開口說：「我們一切都尊重爸爸的意見。」

「醫師你看吧，我就跟你說，我可以自己決定，簽名之後再跟他們說就好。」

「要幫你安排化療前，跟家屬分析病情是必要的程序之一，絕對不能省略。之前每次開刀或是做電燒治療，你都自己簽，這次絕對不行。」我耐著性子跟魚老闆解釋。其實我沒告訴他的是：**「你知道這次化療做下去，你有可能會死的嗎？你就不用和兒女交代事情嗎？我講得這麼危險，你還不知道我的意思嗎？」**

但我眞的說不出口。

「醫師，我什麼時候可以打化療？」

「明天，明天就可以幫你轉入化療病房，我已經幫你安排好一位腫瘤科醫師了，是我的好朋友，他答應我會好好照顧你。」

我也提醒了他的兒女，因爲化療的風險很高，所以希望他們一定要到醫院來陪伴父親。

「不用不用，沒怎麼樣，打個化療而已，媽媽來就好，你們去忙你們的事。」

魚老闆揮揮手，依然堅決地婉拒他們的相伴。

我看著他，在心裡想著，這難道就是爸爸的樣子嗎？明明自己沒那麼堅強，一個人獨自在病房流淚，在兒女面前卻故作灑脫？

其實這時候的你，多麼需要家人陪在你身邊，但是你卻什麼都不說，還把兒女趕走，不希望他們操心。

明天跟意外，到底哪一個會先來？

當晚，我將他轉到另外一個院區，做化療前的檢查。但我卻在準備打化療的那天早上，接到腫瘤科醫師的來電。

「江醫師，那位病人過世了。」

「怎麼會？是因爲打化療受不了嗎？」

「不是，根本就還沒開始打化療。」

「發生了什麼事？」

腫瘤科醫師才娓娓道來意外始末。

化療前一晚，魚老闆一個人住在病房，還是沒有家人的陪伴，他半夜起身去上廁所時，不小心跌倒、撞到頭，他和護理師說沒有特別感覺不適，還可以自己走回病床上繼續睡。

直到早上，他的太太來病房探望時，卻發現他意識不清、陷入昏迷。

醫護人員幫魚老闆緊急安排了電腦斷層，發現他的腦部有很大的血塊，緊急連絡兒女，詢問是否要進行開刀，趕緊止血？但是因爲他的血小板指數非常低，即使開刀，預後的狀況也可能不樂觀……

就在他的家屬不知如何決定時，他們在病床邊發現魚老闆留下的一張紙條，上面寫著：「爸爸知道這次打化療很危險，如果化療的過程中，我出了什麼意外，不要急救，幫我簽放棄急救同意書就好。」

魚老闆的兒女看見了他留下最後的遺言，知道爸爸在生死交關的危急狀況，一定不會想再急救，再繼續受折磨。最後，家屬含著淚對腫瘤科醫師說：「我們不要讓他開刀了，這樣就好了，也不要急救。」

魚老闆意外過世的那天晚上，我是夜診，人不多，八點半就把所有的病人都看完了。不知爲什麼，我突然想到他最喜歡晚上來回診，而且很準時，我默默地爲他在電腦上掛了最後一號，內心百感交集。

他是一個很乖的病人，門診從不缺席，也都很準時。雖然病情一直反覆，但之前總是可以順利度過。

跟癌細胞奮鬥的八年時光，就這樣過去了。他曾經說過的話、那些跟他相處的片段，一直在我腦海中，反覆播放……

我記得他常常送自己船隊捕的魚給我，更有一次，竟然帶了活螃蟹來看門診。結果可能是蓋子鬆脫了吧，螃蟹逃出盒子，爬得到處都是，驚動了整個診間。我也不敢去抓，後來還是仰賴一位勇猛的護理師，才平息了這場騷動。

還有一年中秋節，魚老闆聽說有一種非常好吃的月餅，裡面包的是肉，所以特地去買來送給我。

「醫師，這個月餅內餡是包肉的，很不一樣，你吃吃看！」

那種瞬間讓心熱起來的感覺，我至今都難以忘懷。這就是基隆的病人，如此的熱情又溫暖。

想到這裡，我的嘴角忍不住微微上揚。

從小就去跑船的魚老闆，累積了多年經驗之後，從借貸租船開始，到擁有自己的捕魚船隊，箇中辛苦不是旁人能夠體會的。

他這麼拚命跑船，不就是爲了多賺點錢，讓家人過好一點的生活嗎？白手起家的他，辛苦奮鬥了大半輩子，好不容易存了點錢，正該是享福的時候，卻得了肝癌。

過去忙著衝事業，卻忘記照顧自己的身體，從沒做過任何健康檢查，當然也完全不知道自己罹患C型肝炎。

說眞的，男人啊！一路往前拚事業的同時，偶爾要停下腳步，照顧一下自己的身體。如果有問題，早期發現、早期治療，存活的機率就會大大提高。

如果早點發現C肝，定期追蹤治療，就不會演變成肝硬化，也不會有後來肝癌的發生。肝沒有痛覺，等到病人來看醫師時，卻往往發現病況已經刻不容緩。

我們一起肩並肩，對抗他身上的癌症，走過了將近八年的歲月。堅強的魚老闆總是不要家人陪伴，這八年來，他固定來門診跟我聊天；每次住院，我也天天查房關心。魚老闆最後幾年的時光，最多時間陪在他身邊的人，或許是我也說不一定。

我永遠不會忘記，他那一天的眼淚。

我好想告訴全天下的兒女，雖然父親是一家之主，但是人生病的時候，不論是誰都會變得脆弱，需要家人的陪伴。就算他說不需要，那也未必是眞心的，永遠永遠，都不要讓他獨自一人去面對病魔。

你永遠看不見父親的淚水，因爲只有在你看不見的時候，他才會獨自流淚。

魚老闆曾和我說，雖然他很愛惜生命，很想繼續活下去，但他知道他這條命，好像老天爺隨時都會收走。每多活一天，他都當作是賺到的，心存感謝。

每次腫瘤復發，再侵入性的治療，他都咬牙苦撐，那麼多次的生死關頭，我們都闖過去了。我從來沒想過，最後帶走他的，竟然會是這樣的意外……

門診結束了，外頭的候診區空無一人，護理師也下班了。診間外的走廊開始熄燈，只剩下我一人還坐在診間裡。

我默默的把診間的燈號，按在爲魚老闆掛的號碼上，把診間的門打開，心裡喃喃說著：「這次你應該不能準時來了吧？雖然我很怕鬼，但如果你來了，讓我知道吧。如果人死後眞的還有靈魂，你就進來跟我說說話，也許我聽不到你講話，但是我可以靜靜的陪伴你。」

就這樣，我一個人在診間又坐了好久好久……

最後，我熄掉了燈號、關掉了電腦，對著前方說：「到了另一個世界，身體還是要顧喔！祝你身體健康。如果你以後想來看看我，可以託夢給我，我還是可以幫你掛號。」

走出醫院大門，那天的夜特別寧靜，而魚老闆已經到了另一個世界。

硬漢可以放下堅持了，不需要再逞強。

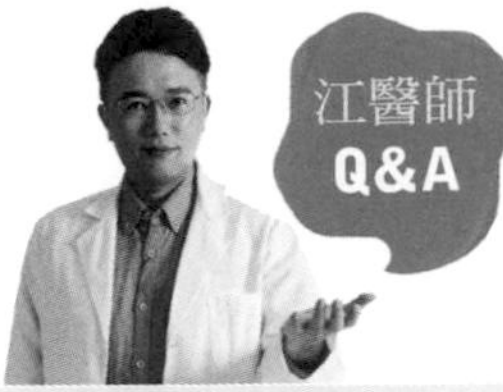

Q 如何預防肝癌？

其實預防肝癌最好的方法，就是先檢驗自己有沒有B型或C型肝炎。在台灣，大部分患者的肝癌，是由這兩種肝炎慢慢轉變而來。

如果有B型或C型肝炎的人，不用沮喪，以為自己只能慢慢的等肝臟硬化，再長出肝癌。目前的醫學來說，B型肝炎已經可以很好的控制，C型肝炎更是有被治癒的可能。

另外要提醒大家的是，請你們不要喝酒。酒精性肝硬化後再變成肝癌，也是肝癌的大宗來源之一。

還有一個大家比較不知道的是脂肪肝，最近的研究告訴我們脂肪肝也是有可能會導致肝癌的。有脂肪肝的朋友，請減肥吧！減肥是對抗脂肪肝最好的辦法！

Q 定期健康檢查的重要性？

雖然癌症有很多種，但它們幾乎都有一個共通點，那就是早期發現的癌症預後會比較好，這就是定期健康檢查最大的優點。以肝癌為例，一定要定期抽血和做肝臟超音波檢查，最好是3～6個月一次。

對一些已經得到癌症、接受完治療的病人，醫師會針對癌症容易復發的部分安排檢查。

像是肝癌，通常會在肝內再復發，所以定期的肝臟超音波、電腦斷層，以及肝癌腫瘤指數都非常重要。而如果是乳癌，復發的除了乳房外，常會是肝臟，肺臟和骨頭，追蹤時就會特別針對這些地方檢查。

Q 肝癌病人如何保養自己的身體？

如果是自己的親友得到肝癌，通常會有很多熱心人士介紹各種保健飲食和方法。但如果你要我選，我會選擇一個很天然的保健法——睡飽一點。

睡飽體力好，免疫力自然也好，癌症復發的機率自然就比較低。

藉此提醒大家，千萬不要吃來歷不明的保肝藥哦！因為亂吃保健藥品而造成肝臟損傷的例子實在是太多了，請大家一定要注意。

另外，我覺得每一個癌症病人都很脆弱，他們非常需要家人的陪伴（雖然他們可能嘴裡不這麼說）。當他們拒絕陪伴，其實多數時候，是因為他們不想影響家人的生活，不想成為家人的負擔。如果可以，請多陪陪生病的家人吧！

生命劇場最終幕

最終幕後，應該就此謝幕，還是再付出代價來加演？

我還記得初見你時的意氣風發。
你被胃癌折磨得消瘦許多，從一開始的難以忍受，
到後來的努力對抗，我都看在眼裡。
但有時，無奈的現實總是落井下石，
非要在你最需要幫助的時候，狠狠地推你一把……

堅持不照胃鏡，只要求我開藥的病人

病人是一位年約五十歲的男性病人，第一次來找我看診時，上腹痛已經超過半年了，他卻還覺得自己不過是胃痛而已，老毛病，沒什麼大不了，被太太硬抓來看診，看起來非常心不甘、情不願。

「哪裡不舒服呢？」

「肚子覺得悶悶的。」

「這樣子的話，建議你照一下胃鏡比較好喔！」

「照胃鏡不舒服耶，不要啦！醫師，你開藥給我吃就好了。」

「你不是已經在吃藥了嗎？」

「對啊，可能藥不夠強吧？」

他堅持吃藥，怎樣也不願意照胃鏡，太太在一旁急得跳腳，一直問他爲什麼不照胃鏡？萬一有問題怎麼辦？但病人非常堅持，我向他提出可以做無痛胃鏡的方案，他還是固執地說照胃鏡不舒服。

「我就只是胃不舒服嘛！醫師，你開胃藥給我吃就好啦。」

「好吧！不然先吃兩個禮拜的藥，再回診觀察。」

我拗不過他的堅持，只好勉強答應，病人這才笑了，高高興興地跟著一臉無奈的太太離開診間。

兩個禮拜之後回診，他高興的說，吃了藥之後胃就不痛了，並告訴我，希望繼續吃藥就好了。

「但是如果你不做胃鏡的話，還是不知道爲什麼會胃痛啊！吃藥只是緩解胃痛的症狀，並不一定有治療到眞正的病因，而且沒有胃鏡報告，開這種胃藥是要自費的。」

「自費沒關係啦，不會痛就好了！醫師，你就開藥給我吃吧，沒多少錢的啦！」

他堅持不照胃鏡，我和他太太也拿他沒輒，只好又開了胃藥給他。只是……也許是醫師的直覺吧，我心裡一直感覺不踏實。

然而，與我料想的不同，吃藥一個半月之後，這個病人就消失了。我想應該是胃不痛了，所以他也就不回診了。

在這之後又過了一個半月，在我幾乎已經把這件事拋諸腦後的某個休假日，我半躺在沙發上，放鬆地看著綜藝節目時，突然接到急診室的來電。

「江醫師，你有個病人剛剛被送來急診室了。」

「我的病人？他怎麼了？」

「他一吃就吐，吐出來的東西還有血，被太太送到急診室來，太太說他幾個月之前有掛過你的門診。」

「好，我馬上過去。」

我以最快的速度趕往醫院，才一踏入急診室，就看見那位病人的太太焦急地在病床邊打轉。她一看到我就立刻衝過來，急急忙忙地把我往病人身邊拉。

躺在病床上虛弱的他，暴瘦了不少。相較於幾個月前初診的樣子，他至少瘦了有七、八公斤吧？人顯得相當憔悴，與之前那意氣風發的模樣完全不同。

「現在狀況如何？」

「目前狀況還算穩定，只是血壓跟血紅素有點偏低，已經打上點滴了，看江醫師覺得要先做什麼檢查。」

「好，先照胃鏡，再安排電腦斷層。」

拖了幾個月的胃鏡，終於還是做了，我只希望不會太晚。

由於週末醫院除了特殊狀況外，沒有辦法緊急照胃鏡，必須等到週一，於是急診室建議我，先把病人收到一般病房，畢竟一直待在急診室也不是辦法。

病人的太太顯得非常焦慮。這也難怪，先生這麼突然的吐血，想必把她嚇壞了。但是之前建議照胃鏡，固執的病人卻怎麼也聽不進去，現在想知道答案，也只能等到週一了。

照胃鏡那天，發現他的肚子裡竟然有一個好大的潰瘍。雖然還沒有切片確認，但單用肉眼看就十分明顯是胃癌，還在慢慢滲著血。再做電腦斷層檢查，發現胃癌的情況似乎相當嚴重，周圍的淋巴結都腫大了。

「治療胃癌最好的方法就是開刀，其他方法效果都不是很好。但是以你目前的狀況，我不能確定癌細胞有沒有轉移，可能還是要先開刀，才能確認胃癌的嚴重程度。如果癌細胞沒有轉移，我建議先直接切除腫瘤，我們再繼續做後續的治療。」

夫妻倆一聽，神情十分凝重。太太更是忍不住叨唸：「老早就跟你說要照胃鏡，你就是固執不聽，現在這樣，你叫我要怎麼辦？」說著眼眶都紅了。

然而千金難買早知道，再怎麼唸他，也都沒了意義。

當機立斷的決定

開刀那天，是太太陪著他一起來的，太太非常緊張，彷彿要開刀的是她一樣。將病人送進開刀房後，太太似乎更不安了，但也只能在開刀房外耐心等候進一步的消息。

時間一分一秒過去，我在開刀房內奮戰著。劃開病人的肚子後，我驚訝的發現他的胃旁邊有好多顆小小的白點，這些應該都是轉移出去的癌症，但好在肝臟和其他臟器似乎都沒有明顯轉移的現象。

我暫時離開手術房，告知太太目前看到胃部有被局部侵犯的狀況，請她決定是否要開大刀，來盡量清除乾淨。

於是，她生平第一次穿上無菌衣，走進了開刀房。

站在手術台旁，先不說看到先生胃部的嚴重狀況吧，生平第一次進到開刀房，看到有個躺在手術台上、肚子上還被切個大洞的人，不管是誰都應該很難不受到驚嚇，更何況這個人還是自己的枕邊人。

我一邊指出癌症的分布狀況，一邊跟她解釋：「妳可以看到除了腫瘤之外，這邊還有很多小白點，這些都是轉移出去的癌細胞。我現在要請妳決定是否要開大刀？雖然沒有辦法完全開乾淨，但是我們會盡力清除到『幾乎』乾淨。但是這麼做，妳先生所承受的手術風險，將會比原先設定的增加很多。如果決定不開刀的話，那我們就直接把傷口縫合起來做化療……」

我等了一會兒，發現太太沒了動靜，抬頭一看才發現她愣愣的站在那裡，似乎完全沒聽進去我的話。

我內心十分著急，因為刀開一半，不可能今天先暫停開刀，把肚子縫合，明天考慮好確定要開再麻醉一次、再開一次，這樣病人受到的傷害太大，所以她必須立刻決定是否繼續進行手術。但我了解她仍在震驚之中，於是給她多點時間冷靜一下。

過了一會兒，病人太太回神，我又解釋了一次狀況，並告訴她：「妳必須現在決定，給我一個答案，我才知道接下來要怎麼做。」

回過神的她，看著手術台上的先生，牙一咬說：「我很想要跟我先生討論，但是我知道他現在這樣，是不可能的。」

她對著麻醉中、暫時失去意識的病人說：「你不要怪我幫你做決定，以我對你個性的了解，如果今天換成是我躺在這裡，你應該也會叫我把腫瘤開乾淨吧？我把你交給江醫師了，我們拚吧！」

我感謝她的當機立斷，以及對我的信任。她對我一鞠躬後，轉身堅強地走出手術房，在外頭靜靜守候。

手術房內的我們全力以赴，盡可能將病人的病灶清除乾淨，他肚子裡每一個疑似癌症轉移的小白點，只要我肉眼可見的，全都沒放過。

病人的運氣很好，手術後的恢復狀況出乎意料之外的順利。術後約一個月，我就開始著手爲他安排化療。

隨著每一次的看診，我也慢慢了解病人的背景。他是一位很有生意頭腦的老闆，從路邊水果攤起家，到後來成爲水果連鎖店老闆，是一個對事業非常有衝勁的人。與太太胼手胝足一起打拚事業到現在，堪稱是「水果大王」！

太太看到先生預後的狀況，一直覺得自己在手術房爲他做的決定是正確的，全家人都爲病人的身體逐漸好轉，感到非常高興。

病人似乎也因爲自己日漸恢復的體力，臉上的笑容越來越多，初次見他時的那種意氣風發，好像又慢慢回來了。

其實真的好辛苦，但為了家人再試一次

隨著他的康復，好像大家都忘了他剛發現癌症時的危險，更忘了癌症治療完後，仍有許多不可預測的風險，只有我一直沒忘。

才第九個月，病人的腫瘤指數又開始竄升，全家人開始緊張了起來，我也再次爲他進行各種檢查。

正子掃描發現，他的肚子裡又開始跑出一小顆、一小顆的東西。是的，他的胃癌復發了。

我建議病人做第二波的化療，他卻仍處於震驚中，覺得自己才剛結束第一波的化療沒多久，頭髮都還稀稀疏疏、尚未長齊到原本的模樣，就必須再進行第二輪，心裡難免不太能接受。

「江醫師，我不想化療。」

「爲什麼？」

「化療眞的好苦喔。」

我沒有接話。

其實這也不是第一次了，我過去在臨床上，曾經遇過許多癌症病人，明明狀況已經嚴重到只剩下化療這條路，但是他們怎麼樣也不肯，寧願與逼近的死亡共處，也不願再嚐一次化療的苦。

「江醫師，你不是要接受化療的人，你不知道化療的辛苦。才剛做完第一次，我眞的不想要再做第二次了。」

「好吧，但這的確是現在唯一的方法了。你回去再想一下，下禮拜再告訴我就可以了。」

隔了一週，再回診時，病人的太太及兒女，一家子全部到齊。一踏進診間，太太立刻告訴我，病人決定要化療。

我很快回答：「好，那我來安排。」因爲這正是我想聽到的答案。

然而他的家人前腳才去辦理相關手續，病人後腳又跑進了診間，我以爲是住院手續出了什麼問題，但病人又支吾其詞，於是問他，是不是有話想單獨跟我說？

「江醫師，其實我不想打。」

「剛剛不是才說好要打化療，怎麼現在又不想打？」

「江醫師，其實我眞的不想打，如果我可以選擇，我寧願去死……我這次會答應打第二次化療，是因爲我太太、我女兒、我兒子，整整哭了一個禮拜求我，我才勉強答應……」

他滔滔不絕地傾吐滿腹的苦水，我只是靜靜聽著。

「第一次化療才打到一半，我都覺得我快死了，那種疲倦和噁心的感覺，我這輩子眞的不想再感受一次了，你們一直叫我多吃一點，但我滿口都是破洞，根本連一口都吃不下。每次勉強自己吃一點東西，食物磨擦到我嘴巴的潰瘍時，那種痛苦有時眞讓我想放棄治療。」

聽到他說出他所受的苦，我才知道化療病人心中眞正的恐懼。

化療可分成針劑和口服的型式，一般來說針劑的效果是優於口服的（現在也有一些口服的效果不輸給針劑，但還是要看癌的種類）。

但化療藥物主要針對的是分裂快速的細胞，所以除了癌細胞外，身體裡其他分裂快速的細胞也會受到化療藥物的攻擊，比如說毛髮、口腔黏膜細胞、腸胃道細胞、血球等，所以會產生許多我們常聽到的掉髮、口腔潰瘍、噁心、白血球下降等副作用。

因爲化療而產生的各種副作用，會讓病人越來越不想進食，卻也知道不進食，會漸漸消耗體力，終至抗癌失敗。這些慢慢磨蝕他們生存意志的恐懼感，也許才是病人拒絕接受化療的主因吧！所以很多接受過化療的病人，都不想再接受第二次化療。

身爲醫師的我，雖然一路看了許多病人進行化療，臨床上也有一些方法可以緩解化療後的不適，但因爲個人體質的不同，有時即使醫師用了很多方法，還是無法避免這些痛楚。

這些苦楚如人飲水，冷暖自知，只有病人自己才了解。

無論是醫師或是家屬，畢竟都只是旁觀者，並非當事人，無法親身體會病人到底有多難受。

看到病人打化療產生副作用時，我都會給予言語上的安慰，但說的次數多了，對病人的安慰或鼓勵也慢慢變成例行公事。聽到他說的話時，我不禁問問自己，有認真去了解他們到底在想什麼嗎？

我也常常看到許多病人打化療的時候，家屬精心準備許多營養的食物，想讓病人好好補一補，但病人卻一點胃口都沒有。

剛開始家屬還很耐心地勸說，但是幾次之後，耐心全無，有的家屬甚至會開始痛罵化療的病人。

「我不是叫你要吃東西嗎？我辛苦幫你做這些，你怎麼一口都不吃？枉費我一早就起來煮……」

「我買這些好料就是要給你補一補身體，這些很貴欸，你吃都不吃多浪費！」

我明白這些都是好意，但是家屬真的不了解病人的難受！

病人繼續滔滔不絕地訴說心聲：「我的兒女一直跟我講大道理，太太也一直跟我哭說：『你走了，我怎麼辦？』我知道大家都是好意，但是我真的好難受……你不要告訴我太太，我本來也不想說這些的，但是我一定要找個人講出來，不然我演得好累喔！」他滿腹委屈與不甘願，此時終於一吐為快。

最後，病人還是為了家人接受了第二次的化療。

但第二次化療並不順利，打了幾次，腫瘤依然沒有消失的跡象。這讓他太太十分焦慮，一直問我該怎麼辦？還有沒有其他的辦法？

我告訴她還有一種藥可以試試看，但是需要自費。病人的家境不錯，自費沒有問題，所以太太一聽，立刻就答應了。

但病人的臉上卻沒有一絲的喜悅，雙眼裡寫滿對化療的無奈。

我看出他的疑慮。第二次的化療，他本來就已經答應得很勉強，現在還要試第三次。即使他不說，我都知道他並不願意。

「江醫師，這個化療打下去，我可以活多久？」

「資料顯示可以延長大概三個月。」

「成功的機率有多少？」

「醫學上的數據對你來說沒有多大的意義，說穿了，就是只有成功或失敗而已。」

「江醫師，如果第三次化療的機會真的不大，我還必須忍受這麼大的痛苦，那就不要做了吧？我還不如把錢留給小孩。第二次化療已經是自費了，家裡人還幫我買了很多很貴的中藥，這樣已經花掉家裡好幾百萬了……」

「爲什麼不打？錢再賺就有了，你的命只有一條啊！」

夫妻倆在我的診間裡爭執起來，眼看他們陷入僵局，我提出了一個折衷的方法：建議他們先試打三針。如果有效，那我們再繼續；如果沒效，那就停止。

病人跟太太最終達成了共識，同意進行第三次化療。也幸好，結果第三次化療成效非常好，病人感覺到自己在逐漸好轉，整個人的態度也有了一百八十度的大轉變。

他不再爲化療的痛苦而感到厭世。之前那些看似不在乎的瀟灑，或許是因爲化療成效不佳，讓他覺得希望渺茫的緣故吧。

當治療出現效果，他彷彿看見人生的前方有了光，有了活下去的希望，求生意志變得非常堅強，也常常跟我說：「還有什麼方法可以讓我更好？還有什麼藥？」

我知道，此刻的他，很想活下去！

但，人生的路上總是有很多的轉彎，第三次化療藥打下去之後，剛開始成效頗佳，但之後卻出現了抗藥性，漸漸失去了效果，病人的情況又開始惡化了。

令我十分開心的是，他的態度卻沒有因此而變得消極。病人堅強的求生意志已經被點燃，像個打不倒的戰士，越挫越勇。他不停追問我：「江醫師，還有什麼藥可以試，我願意再試！」

其實他當時已是癌末，身體的狀況也非常差，實在沒有什麼機會再接受其他的治療。但是看到病人求生意志如此強烈，潑他冷水的話我實在說不出口，只好順著他的意思，給他進一步的建議，告訴他其他治療可能性的藥物。

我一邊跟病人解釋新藥，一邊注意到一旁的太太面有難色，態度也不再像之前那麼積極了。

怎麼回事？

他們夫妻倆的態度竟然交換了？記得之前病人消極地不願意化療，太太花了多麼大的氣力才說服先生，怎麼現在病人的態度好不容易積極起來，太太卻反而像洩了氣的皮球，不發一語？

「幫我再換新的藥，我想試試看！」

「好，如果你想試的話，我去和廠商說，可能要調一下藥。」

病人高興的離開了診間，太太跟在他後頭。踏出診間之前，太太回頭看了我一眼，欲言又止，但還是走了出去。

態度的轉變，淚眼中決定放手

那天的下午門診結束後，我關了電腦，正要走出診間時，卻有了意料之外的訪客上門。

是病人的太太。

「江醫師，我可以進來嗎？我有一些事情想跟你商量。」

「當然可以，請坐。」

我拉來了椅子，請她坐下，太太也直接切入正題，問我：「江醫師，早上你跟我先生說的新藥，依照他目前的狀況，你覺得成功率有多少？」

我考慮了一下，最後還是決定說出實話：「……以他現在的情況，即使打了這個新藥，也沒有很大的機會。」

太太突然在我面前哭了出來。

也是，病人都已經到這個地步了，太太一定很難接受吧。我沒有說話，靜靜的看著太太在我眼前哭泣。又過了幾分鐘，太太突然抬起頭來，擦乾了眼淚對我說：「我們不要打了。」

當時的我非常驚訝，心想：「**欸？妳不是一直都很積極嗎？之前妳先生不願意打化療的時候，妳跟孩子不是都哭著求他嗎？怎麼會突然又說不打了呢？**」雖然內心這麼想著，但我一句話都沒說。

但太太像是看穿了我的心思般，緩緩地告訴我，其實在她先生得了胃癌的這段時間，保險公司的理賠金早就花完了。爲了治療他的病，醫院的自費藥加上他們另外購買的各種保健食品，還有私底下做的一些民俗療法，他們家已經賣掉了兩棟房子，花費不只上百萬、而是將近千萬的費用了。如果要再繼續治療，她必須把剩下的房子賣掉，才有辦法支付龐大的醫療費用。

「醫師，如果你今天告訴我，做這個治療，他的病就會好，我即使傾家蕩產、跟別人借錢，我都一定會去做。但是現在，就算我這麼做了，他好的機率還是這麼低。我要爲了活著的人著想，我不能爲了救他，讓我們家什麼都沒有了，他走了，我們也活不下去……」太太擦了擦眼淚，堅定地看著我。

「這一次，我決定放手。」

我明白病人的求生意願，但同時也理解了他家人的困境。我給了她一天時間，告訴她我明天會去查房，希望她在這之前，與先生、還有其他家人溝通，再告訴我他們最終的決定。

太太點點頭，起身走出診間。

而我的內心，對她充滿了敬佩。

第二天去查房時，全家人都在病房裡等我，每個人都哭紅了眼睛。我想我明白了他們的決定，卻不知道該怎麼開始接下來的談話。兒子女兒就不用說了，太太也是欲言又止，最後，是病人自己先開了口，告訴我他不打化療了，決定做安寧療法。

他們昨晚開了一個家庭會議，太太和孩子們哭著告訴病人：「我們不是不支持你、不愛你，也不是要放棄你，但是這個藥打下去，最多也只有半年，卻還要再花二、三百萬。之後你走了，我們全家要怎麼辦……」

病人也是相當震驚，自從他生病之後，就將家中的經濟大權都交給太太處理。他之所以會如此積極，一方面是因爲他覺得自己還有存活的機會，一方面也是一直以爲家裡的經濟狀況還很好，卻不知道因爲這場病，已經燒光了家裡的大半積蓄。

他難過的哭了出來，太太看到先生這樣也於心不忍，心軟的說：「沒關係啦！半年就半年，我們還是把房子賣了吧，拚一拚！」

病人卻下定了決心，堅決地阻止太太：「不行！萬一我走了，不能讓你們連個住的地方都沒有。」

說著說著，一家人又抱在一起哭了起來。

我心裡五味雜陳，知道不論放不放手，都必定是個艱難的決定。太太擁著病人，告訴他：「在你活著的每一天，我都會在你身邊陪伴你。」

之後病人轉入了安寧病房，太太幾乎沒有走出病房一步，每天都能看見她陪伴著病人的身影。兒女將家中的店面暫停營業，也是幾乎日日來病房探望。

一個半月後，病人走了。

走的時候很安詳，身旁有太太和兒女的陪伴。

臨床上，我們遇到一些臨終的病人。雖然醫學上來說，的確也許還有很多療法可以施行，但這些療法大都只能延長幾個月的生命，而且價格昂貴。

我經常看到一些家屬，如果還有機會治療，卻因爲種種因素考量決定放棄，就會被親戚、長輩責罵，被鄰居說三道四。

「不孝！」

「現實！」

「沒良心！」

但是，在責備他人之前，請你先捫心自問：你願意散盡家財，不去設想之後的生活可能陷入困境，把這些錢拿來換病人最後幾個月的生命嗎？

這個題目沒有對錯，更沒有標準答案，每一位長輩、親戚，都應該尊重病人以及家屬的決定。

當我跟病人及家屬介紹一些療法時，如果病人有治癒的機會，或許我會鼓勵他積極接受治療；但是如果沒有治癒機會，我也會實際地告訴家屬：「你要先爲他可能剩下來的生命訂一個價，你願意花多少錢，去治療一個可能無法治癒的疾病，最後僅換來幾個月的生命延長？」

這位太太爲了給家人留一條活路，決定放棄先生最後的治療機會。在台灣，這樣的決定很容易就會受到其他人的責難吧？

我也曾經遇到有家屬傾家蕩產、到處借錢，只爲了讓父親多活幾個月。結果最後父親走了，他失去了所有經濟能力，於是落得離婚、妻離子散的境地。這樣的決定，難道才是正確的？

人命到底值多少錢？

你到底要花多少錢來救一條命？

你眞的願意賠上一切，去換這幾個月的生命嗎？

說實話，我當醫師這麼多年，見過那麼多生死場面，我還是要告訴你：我不知道。

但是我敬佩這位太太。她在該努力時勇往直前，該放手時懂得放手，在最後的時光日日陪伴。也許，讓大家都覺得最沒有遺憾的決定，就是最好的決定吧！

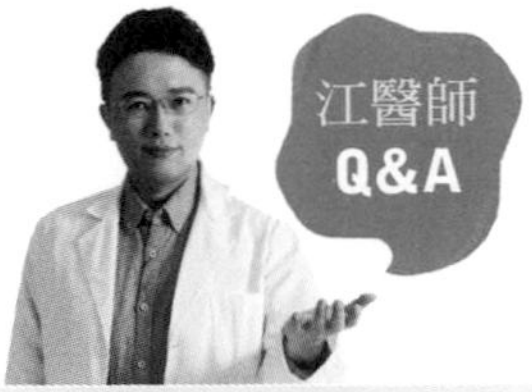

Q 何謂安寧療法？

所謂安寧療法，就是指不做積極的治療，只處理病人不舒服的症狀，讓病情順其自然，當然也不急救。

安寧療法並沒有一定要做什麼，或是一定不要做什麼，只有一些大原則：比如不會針對疾病本身去做任何治療，但會處理疾病造成的不適感。

以肝癌末期病人來說，醫師不會針對癌症進行治療，但如果病人本身腹水很嚴重，醫師會選擇幫病人放腹水，讓他覺得舒服一點。

如果狀況許可，也可以在家裡做居家安寧。

最重要的一點，就是家人的陪伴。在我臨床上的經驗，相信我，病人都是寂寞的，他會有很多話想說，我們能做的就是傾聽和讓他知道——我們以後會過得很好。

其實在最後的一段路，我個人認為任何安慰的話都是無用的，在病人面對即將到來的死亡過程中，傾聽是最好的方式。

Q 關於剛通過的〈病人自主權利法〉，醫師的看法是？

病人在臨終時，特別是那些狀況突然改變的病人，他們的醫師常常會無所適從，為什麼呢？因為醫師不知道該聽病人清醒時的決定，還是要照病人家屬的意思來處理？而不幸的是，這兩者的意見常常背道而馳。

我之前有一位胰臟癌病人，因發現得有點晚，沒有辦法手術切除，化療打了兩次後就因為反應不佳和體力不濟停止了，後續的治療則改為疼痛控制。

病人曾經多次告訴我，如果他的狀況突然惡化，他不要急救，在他小兒子的見證下，他也簽了放棄急救同意書。

結果有一天，病人在病房突然嗆到，呼吸停止，那天在旁的是他的另一個兒子。我們趕到現場時，告知家屬病人不願意急救，但心急的家屬大吼著說他們要救到底。

那天，我流著淚幫病人急救，在心裡一直對他說：「對不起，我知道你不願意。」為了避免活著的家屬的醫療糾紛，即使病人生前簽下放棄急救同意書，家屬卻堅持要急救的話，醫師還是會急救的。

但是，如果是你，你希望你生命的最後一步，不是由你自己來決定嗎？

我希望通過這個法規，能讓大家更正視這個問題。生命，是屬於每個人自己的，也希望每個人都要尊重病人為自己所做的決定。

照顧者的孤獨榮光

長照的辛苦，在於孤獨總是與之同行

曾經照顧你的人逐漸老去時，
你盡心盡力地照顧，絕對不是一種錯誤。
但請你絕對、絕對不要一肩扛起所有責任。
人都是肉做的，你也是，即便照顧的對象是你的親人，
你也還是會累，也會有感到不耐煩的時候。
請求幫助絕對不是不孝，相反的，
你是在為你的親人謀取最好的生活品質。

令人敬畏的往日榮光

我第一次見到伯伯是在急診室，他的小兒子陪伴在身旁。

「伯伯怎麼了？」

「醫師，我爸爸說他肚子很脹，而且他已經好幾天沒大便了！」

我點點頭，掀開伯伯的衣服一看，比起隆起的肚子，肚子上的那道刀疤，最先吸引了我的目光。

「伯伯，你之前開過刀嗎？」

「對啊！之前開過刀。」

「開什麼刀啊？」

「啊～以前打仗的時候啊～跟敵人作戰肚子受傷啊～軍醫就幫我開

刀，這是光榮的印記啊！」

伯伯操著濃重的口音，向我訴說當年戰爭的記憶。幸好我之前待過榮民醫院，耳朵受過良好的訓練，要不然可能聽不懂他在說什麼。

以前在榮總看診，我遇過許多像這位伯伯一樣的老榮民，總是對我訴說許多年輕時打仗的故事。我們這一代人沒有經歷過戰火，很難想像生活在戰火連天的時代，朝不保夕，不知道自己是否有明天的日子。

我用手輕敲伯伯的肚子，他的肚子發出響亮的「咚咚」聲，再用手壓了壓四周，伯伯臉上露出微微痛苦的表情。以我多年的外科醫師經驗來看，這很明顯是腸阻塞。

我替伯伯安排了電腦斷層檢查，結果如我所料，應該是之前開刀造成的沾黏所引起。從電腦斷層看起來，阻塞得有點厲害。

「伯伯，你肚子的問題有點嚴重哦，我建議開刀處理比較好。」

「醫師，其實之前有幾次發作得比這次還厲害，醫師都有勸我爸爸開刀，但是他很固執，怎麼樣都不願意。」

小兒子插話，又告訴我，其實過去幾十年來，伯伯的肚子就常常塞住，這已經不是第一次發作了。只是前幾次運氣不錯，塞住一兩天就好了，沒想到這次隔了這麼多天，肚子還越來越脹，小兒子才趕緊將伯伯送來急診室。

過去擔任軍官的伯伯，在軍隊叱吒風雲，因此在家中也非常有威嚴，凡事都是他說了算！連開刀這件事，也是伯伯自己全權決定，所以才延誤到現在吧。

可能是這次眞的比較不舒服了，又或者是伯伯眞的和我有緣，在小兒子驚訝的目光中，伯伯竟然回答說：「好，我開刀。」

開刀那天，當我用手術刀劃開伯伯的肚子後，他的腸子因爲阻塞的關係，已經脹成正常人的七、八倍大。加上延誤的時間有點久，血液循環也受到了影響，腸子也成了怪異的黑紫色。

我全神貫注地處理著腸子的嚴重沾黏，眞不曉得當年，伯伯受的傷到底有多嚴重？居然會變成現在這個樣子！

加上伯伯的腸子十分脆弱，讓我更是打起十二萬分精神處理，手術時間也比起原先預計的要大幅增加。最後，我大約花了快五個小時，才終於把伯伯沾黏的腸子都解開了。

我在伯伯的肚子裡倒入熱水，希望能加快腸子的血液循環，讓腸子盡快從缺血的狀態中恢復過來，這樣就有機會不用切除一大段的腸子，也能大幅降低手術風險。

在等待腸子恢復的時間，我看著被麻醉的伯伯，嘴裡插著呼吸管，胸口隨著呼吸器的運作，規律的上下起伏著，看起來就像睡著了一樣，十分安詳。

我眞心地希望，伯伯之後的恢復能夠順順利利。年輕時經歷過戰火摧殘的他，上天這輩子對他的考驗應該已經足夠，不該再有苦難了。

除了肚子上的傷疤外，伯伯的全身上下也都布滿了疤痕。我試著想像了一下電影裡槍林彈雨的景像，但那畢竟是電影，我可以看完就走；對伯伯來說，那確確實實，是他曾經的生活。

這是一位曾經用生命捍衛國家的軍人。

我在心中湧起無限的敬意，手上的動作又不由自主的加快了起來。

之後的住院期間還算順利，我在病房裡又見到了伯伯的另一個家屬——伯伯的大兒子。兩個兒子輪流在身旁照顧著，伯伯後來也順利出院，回家靜養了。

後來，兩個兒子也輪流陪伯伯回診、定期替他拿軟便劑，所以後來的狀況其實也保持得還不錯。特別是小兒子，令我印象非常深刻。

每次小兒子陪伴回診時，總是帶著月曆，上面的筆記寫得密密麻麻，詳細記錄了伯伯每天吃的食物、大便次數和狀況。

還有一次很誇張，小兒子帶著伯伯進診間，先和我說了一下伯伯這幾個月的狀況，特別提了中間他覺得可能有問題的幾次。說著說著，就從背包裡拿出了一包報紙，我正好奇他想幹什麼，他開始慢慢的把那包報紙打開，原來他用報紙包了伯伯的糞便到醫院門診給我看，令我啼笑皆非。

「以後眞的不需要這樣子，眞的有問題，拍照給我看就好了。」

我難掩笑意地告訴他，後來，幾乎每次只要是小兒子陪伯伯回門診，我都要看一堆伯伯大便的照片……這就是伯伯的小兒子。雖然有些認眞過了頭，但他眞的很關心自己的父親。

我最害怕的，是你不再記得我

伯伯的年紀大了，除了腸阻塞之外，因爲平常不懂得照顧自己健康、也不忌口，還罹患糖尿病、高血壓等各種慢性病，因此總能看見伯伯的兒子帶著他，經常來回醫院奔波，看診不同科別。

每次來到我的門診，伯伯總是衣冠筆挺，甚至還有一次穿了軍服來，一看就知道曾經是部隊裡的長官。

「醫官好！」伯伯每次進診間，總是會用洪亮的聲音跟我打招呼並且敬禮，讓我覺得非常親切，彷彿又回到了當兵的時候。那時，無論是長官或阿兵哥，每個人都稱我爲醫官。

我也忘了從什麼時候開始，伯伯的服裝就不再是每次都那麼整齊。雖然他還是會叫我醫官、還是會跟我敬禮，卻不再像從前那麼標準，有時甚至會忘記了。

伯伯的話開始漸漸變少，每次我問問題，常常要問兩、三遍，才會得到回答。有時候伯伯會恍神，說話也越來越不清楚。每三個月一次的回診，我都可以感覺到伯伯退化的狀況越來越嚴重。

於是我詢問帶他來回診的小兒子，是不是要帶伯伯去看看神經內科？並告知我覺得伯伯可能有失智的問題。

「你不覺得伯伯最近，感覺反應變得遲鈍了嗎？」

「對啊！我爸爸有時候說話眼睛會看著遠方，兩眼無神，不過不是老人家都會這樣嗎？」

「不，不是這樣的，我覺得伯伯可能是失智了，你趕快帶他去神經內科檢查。」

在我的堅持下，小兒子帶著伯伯去神經內科檢查，回來後告訴我：「醫師！你說的沒錯，我爸爸真的是得了失智症了！」

「預防失智越來越嚴重最好的方法，就是控制血壓、血糖，還有，要讓他有多一點社交生活。你有空可以多帶他去公園走一走，讓他多跟人說話。」

話雖如此，平常愛好下棋的伯伯，如果沒人陪他，總是待在家很少出門。加上不好好按時吃藥控制慢性病，家裡的人也不敢勸說，導致症狀每況愈下。

後來，伯伯又回診了好幾次。令我奇怪的是，平常伯伯的兩個兒子是輪流帶他來回診的，但是最近幾次的回診，我都沒有看到大兒子。

「你哥哥還好吧？怎麼最近幾次回診都是你帶伯伯來？好幾個月沒看到他了。」

我只是有點隨口問問而已。沒想到這一個無心的提問，竟然讓小兒子突然在我面前大哭。

我一邊安慰他，一邊和他聊一聊，這才知道，原來他跟哥哥爲了照顧伯伯的問題，起了很大的爭執。

其實當時，我內心第一個想到的是錢的問題。畢竟逐漸失智的伯伯可能會有聘請看護等較多的金錢支出；或者更遠一點的想，是不是遺產分配不公平？但這些都不是。

後來發現，最大的問題，原來是照顧的責任分配。

伯伯的大兒子已婚，也有小孩，小兒子單身。

體諒哥哥的他，知道哥哥無法經常請假，又有家庭要照顧，於是自願多分擔帶伯伯看病的責任。

「哥哥說他無法常常請假，怕丟了工作，畢竟他還有一個家要養。」

「其實你哥哥也是孝順伯伯的，但是他有他的難處。」

「這些我都知道，我也不是不講理的人。我也知道哥哥還有他的家人要顧，所以我自願多照顧爸爸一點，哥哥只需要負責三成就好。」

小兒子自認已經很體諒哥哥了，但是每次輪到哥哥照顧時，大兒子不是沒有帶伯伯按時回診，就是看診後把伯伯一個人留在家裡。

因爲伯伯的失智問題，小兒子很早就跟哥哥說好，要多陪伴伯伯、多跟他說說話，但這些大兒子都沒有做到。

一開始小兒子還能忍則忍，但是久而久之，兩人還是起了口角，心中累積的不滿一口氣爆發。

「老爸又不是我自己一個人的，我知道你有家庭要顧，但他現在生病了，你就不管了？你是妻奴嗎？」

「好啊！你最孝順，我就是個爛人！沒關係，有種你就自己來！」

「好啊！你不顧老爸，我顧！」

人在氣頭上，說話總是容易失了分寸，弟弟的一句話激怒了哥哥，讓他在憤怒之下也說了氣話。

兩人大吵一架後，哥哥從此消失了數個月，弟弟也因爲帶伯伯看病、經常請假，一再被公司刁難後，他索性辭掉工作，全心全意照顧伯伯！

雖然小兒子很努力了，但是隨著日子一天天過去，伯伯失智的情況還是越來越嚴重，不但漸漸不認得眼前的小兒子，有時候還會情緒失控的亂罵人。

過去伯伯還能跟小兒子聊聊天，晚上父子倆坐在客廳，伯伯會和他聊聊以前的事，有時也會對他說：「我老了，身體也不好了，眞是辛苦你了。」這些看似普通的話，總是像一劑強心針，讓小兒子疲憊的身心又重新注入了活力。

但失智後的伯伯，對小兒子只剩下冷漠或辱罵。久而久之，付出心力照料，卻一直沒有得到回饋的小兒子，本來熱烈的心，也慢慢的冷卻下來了……

即使如此，小兒子依舊默默照顧著伯伯，一刻也不敢鬆懈。因爲只要一不注意或睡個午覺，伯伯可能就會自己跑出家門。有了幾次伯伯走丟的經驗後，他幾乎二十四小時都嚴陣以待，絲毫不敢懈怠。

但人是肉做的，這樣提心吊膽的過日子，小兒子就算是鐵打的，也要支撐不住了；原本頑強的精神，也在父親一次次看著他，卻不知道他是誰的眼神中，慢慢消散。

常言「久病床前無孝子」。

這看起來，好像是「大兒子不孝的離去，而小兒子很孝順的留下來照顧伯伯」的情節對吧？

但是大兒子眞的不孝嗎？

我們都知道，現實生活中會有種種的因素，人人也都有自己的不得已。大兒子不只要照顧伯伯，還要照顧自己的家庭，其實也是一刻不能鬆懈，但小兒子卻用自己的標準來要求哥哥，因而造成了爭吵，演變成他一人獨自照顧父親的局面。

哥哥的離去，沒有人可以跟他換手照顧伯伯，一點喘息的空間都沒有；身爲他最後精神依靠的伯伯，也因爲失智症而逐漸忘記自己。四十多歲的他，沒有結婚，辭去了工作，失去了手足，連唯一的父親也逐漸離他而去。

那天在門診，小兒子聽到我問起「怎麼好久沒看到哥哥？」時，壓力達到臨界點，就崩潰了，向我傾訴無人能理解的孤獨和委屈。

他像個孩子似地嚎啕大哭，告訴我：「我現在只希望有一天爸爸能再像以前一樣醒過來，認出我是誰，和我說說話，和我說一句辛苦你了！」

然而，失智症終究是幾乎不可能逆轉的！

我告訴伯伯的小兒子：「政府有提供長照系統，你可以去申請長照服務，如果資格符合，會有照服員協助你帶伯伯來看病，這樣你就可以喘息一下了。」

我也告訴伯伯的小兒子，請他善用「整合醫療門診」，就不需要糖尿病看一科、心臟病看一科，家屬每天在不同院區、不同門診奔波，曠日廢時。

也可以找一家有整合醫療門診的醫院，就不需要跑好幾家醫院、掛好幾個門診，節省家屬的時間，事半功倍。

每次伯伯回診，看著他拄著枴杖，在小兒子的攙扶之下，光是走進診間、到我面前坐下，就花了好長的時間，他也不再認得我是誰。那聲嘹亮的「醫官好！」也成了追憶。

伯伯坐在椅子上，雙眼無神的看著前方，小兒子拿著枴杖站在一旁，口中還是不斷的在向我述說著伯伯的病情。只是聲音中不復見以往那種熱情，而是充斥著機械式的呆板了……

你能留給孩子最好的，不是財富

每當我想起這個小兒子，就會忍不住想對各位說，請你們從現在開始，多愛自己一點！

你知道當你的身體不好時，你的親人要花多少時間和精力照顧你嗎？

我常在門診看到一些老人家，對自己的健康不是很重視，我和他們說：「伯伯，你的血壓藥要記得吃，不然很容易中風哦！」但大多數的長者總是把這些話當成耳邊風。

你們知道嗎？一旦你中風了，行動不便了，你的家人爲了要照顧你，付出的可能是他們的下半生。

我也常在門診聽到一些老人家說：「沒關係啦，我不怕死。」但問題是有些時候，很多問題是比死還可怕的。

我眞心的希望各位長者，能夠早一點喚起照顧自己的意識。爲社會及子女付出了大半輩子努力的你們，值得健康快樂的後半生。

五、六十歲才開始也無妨，請你懂得照顧自己的健康，慢性病是可以控制的。好好節制飲食，控制住血糖、血壓，別讓自己血糖，血壓或膽固醇過高等腦血管疾病惡化，造成血管性失智。

失智症最好的預防方式，就是多一些社交活動。孩子們在成長後，也會開始擁有自己的生活，你不能期盼他像以前那樣，事事依賴著你。

尋找自己的喜好、興趣，建立起屬於你自己的社交圈，活出屬於你的精采生活，才是愛孩子最好的方式。

我在醫院看過許多病人的最後一程，是在家屬爭奪家產的爭吵中結束。

許多人努力了一輩子，拚命想留錢財給孩子，但是你們知道嗎？你們留下的這些物質財富，有時反而造成了家庭的分裂。

把自己的身體照顧好，也是一種不債留子孫的觀念。很多人都很愛護自己的小孩，想把最好的東西都留給他們，但我想說的是，其實留一個「健康的自己」給你的小孩，才是長大的他們，最需要的東西。

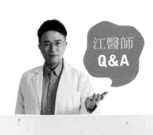

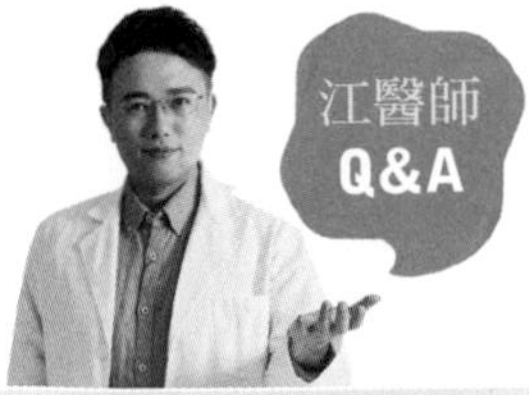

Q 要怎麼申請長照服務？需要付費嗎？長輩是否符合資格？

如果你會上網，請上網搜尋關鍵字「長照2.0」，或是用手機、市話直撥「1966」長照服務專線取得協助，並提出申請。

打1966之前，建議先準備好以下資訊：需要接受照顧者的姓名、年齡、居住地址等基本資料及狀況，以及主要照顧者及連絡人的姓名、電話。

打了1966之後，透過語音選單會轉接到縣市的照管中心，中心人員將協助你了解是否符合申請資格。

只要符合資格，中心將派照管專員到家進行評估，依需求提供量身定作的照顧計畫，並向你說明政府補助額度，協助你找到合適的長照資源。

另外，如果你的家人正在住院中，也可以透過醫院的「長照出院準備服務」預先評估長照需求。這是政府積極推動的服務，目前共有超過一百六十家醫院有提供。

如果不清楚家人所住的醫院是否提供此服務，可以直接詢問醫院護理站。「長照出院準備服務」在出院前，會由醫療專業人員或照管專員與病患及家屬溝通，提供照顧資訊。

若有長照需求也符合資格，出院後，就可快速取得居家服務、居家護理、居家復健、喘息、簡易生活輔具等長照資源。

Q 新聞經常報導許多照顧者不堪照顧重擔，最後走向家庭悲劇的「長照悲歌」，家屬應該如何建立長照正確的觀念，才能夠幫助自己、也協助長輩，圓滿人生的最後一程？

有些人覺得，照顧長輩就是應該要親力親為，這樣才是真的孝順。我也曾在查房時聽到家屬在爭吵，一方說要請外勞或看護來幫忙照顧生病的父親，另一方說自己的父親怎麼可以交給外人來照顧，萬一照顧不好怎麼辦。

我想說的是，現在人的壽命延長，生病臥床的長者常常都是七八十歲以上的人了，下一代照顧的人也大都四五十歲了，如果一個人照顧長者，久了不僅體力上吃不消，精神面也會背負極大的壓力。

多一個人來協助照料，真的可以大大舒緩照顧者的身心壓力。

有些人在電視上看到看護虐待長者的新聞，因而對看護產生疑問。如果真的不放心，怕請到不好的看護，也可以讓家人與看護一同照看。

有看護的幫忙，家人可以得到適當的休息，真的能夠有效減少眾人的負擔。如同文中的伯伯，最後因為失智，處於二十四小時都必須有人照看的狀況時，只有小兒子一個人是絕對不夠的。

一定要親力親為才是真的孝順嗎？當然，親人的陪伴是不可少的，但當你像小兒子一樣，整天處於精神壓力及體力耗盡的況狀時，你還能保持耐心去面對你的親人嗎？我想絕大多數人都做不到。

我認為，真正的孝順，應該是長者要得到有品質的照料。就算是外人（看護），若能讓長者的生活品質確切得到提升，那也未必要排斥這個選項。

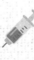

醫者的理性與感性

醫師與病人間的信賴關係，是雙向的箭頭

我每一次為妳看診，告訴妳要如何後續治療時，

其實內心都在想：「這次妳應該會去找其他醫師了吧？」

然而妳回應我的，永遠是一次又一次的「什麼時候開始？」

我真的不明白，我只是一個沒沒無聞、才當上主治沒多久的菜鳥，

到底有什麼原因，讓妳這樣一次又一次的，把生命交到我手上？

什麼時候？

其實當醫師這條路，眞的有點辛苦。

在台灣，學生時代一定要名列前茅，不然根本沒機會考上醫學院；好不容易考上了，又要經過七年的醫學系學生生活；畢業了，還要熬過四到六年的住院醫師訓練；最後好不容易升上主治醫師了，還要擔心自己沒有病人，特別是外科……

我記得剛升上主治醫師時（就是個年輕、標準的菜鳥醫師），門診的病人很少，不若其他資深主治醫師，門診外總是大排長龍，我的門診只能用「門可羅雀」四個字來形容，有時看診一整天，病人加起來也不超過二十位……但有一個好處，生活品質眞的很好。

「要等到什麼時候，我的病人才會開始多起來？」

「一定要當名醫或是資深的醫師，病人才會更信任我的醫術嗎？」

這是現在許多年輕醫師會問我的問題。當年的我，內心也是如此的煩惱著，直到遇見了一位病患，才改變了我對醫病關係的想法，影響了我日後的行醫風格。

她很年輕，大概才二十七、八歲吧，是第一次來我的門診，說在左邊乳房摸到一個硬塊。

我觸診確認後，反正當時的病人不多，時間充裕，就幫她打了電話喬一下放射科的時間，讓她去做乳房攝影。

她後來又回到診間外，本來以爲要等我很久，結果我早就在裡頭等著她了（**證明當年的我眞的很閒**）。我又請她到超音波診室，親自用超音波幫她確認。

掃描著她左邊的乳房時，我發現情況不太妙。左邊的乳房除了有一顆腫瘤之外，腋下也有好幾顆腫大的淋巴結，掃著掃著，我的臉色開始沉重了起來。

「看起來好像不太好。」

她一聽我這麼說，臉色開始大變，隨後就啜泣了起來。

「啊，只是看起來，沒有一定啦，這種都要切片才能進一步確認。」

我發覺自己說錯了話，急忙想要安慰她，但最後，她還是啜泣著離開了診間。

隔週，她和先生一起回診看切片報告，我告訴她確認是乳癌，一邊解釋病情、一邊準備印病歷給她。

依照我過去的經驗，一般病人確診是乳癌，必定會告別我這個菜鳥醫師，轉院到台北的大醫院進行後續治療，因此不等她開口，我就自動自發準備列印病理報告。

當時我心想，我的任務應該就到這邊結束了。

病患卻神色自若地問我，什麼時候開刀？

我嚇了一跳，手上的病理報告差點灑了一地，不敢相信她居然要讓我來爲她開刀？通常病患在基隆看病，又遇上我這位菜鳥醫師，十位裡有九位會選擇轉院；只有一些行動不便的年長病患，沒有家屬帶他們到台北看病，才會願意留在基隆就近治療。

見我沒有回答，病人可能以爲我沒聽見吧，又開口問了一次：「什麼時候？」

我這才回過神來，趕緊確認行事曆後回答：「下週三好嗎？」

她和先生欣然同意。

我當下眞的覺得，我是不是在作夢？還捏了自己的大腿，會痛耶，應該是眞的……

還好之後的手術非常順利，加上她也還年輕，恢復得很好。

一個月後，她開始打第一次化療，由於過程中有許多副作用，她嘔吐得非常厲害，連手都痲了。但是她很勇敢，即使化療不舒服，仍準時接受治療，未曾延遲任何一次。

其他病患做化療沒有胃口，不是一口飯都吃不下，就是只吃一點點，對家屬發脾氣。

她卻不然，擔心自己白血球指數無法升高，爲了給醫師看最好的身體數據，即使吃不下，一邊掉眼淚、也要一邊強迫自己吃飯。她流著淚吃飯的樣子，到現在我仍歷歷在目。

順利的把這一輪化療打完之後，我們開始了定期的追蹤。

前幾次的檢查，所有的結果都非常好，完全看不到腫瘤復發的跡象，她好像鬆了一口氣，但其實我心裡的大石並沒有完全放下，因爲她一發現癌症時，腋下淋巴就轉移了很多顆啊，加上她那麼年輕就得到了乳癌……這些事實讓我一直無法放下自己對她病情的警惕。

大概過了快一年吧，一次回診的抽血檢驗，我發現她的腫瘤指數竟然升高了，擔心是癌症復發，於是又排了其他檢查，將她的身體徹頭徹尾檢查一遍，發現肝臟竟然有四顆腫瘤在左邊的位置，但其他地方完全沒有，這讓我有點徬徨。

我知道她是一位非常努力的病人，總是很準時做化療，現在復發，我不知該如何告訴她這個壞消息。第一輪化療已經很辛苦，她還願意再打第二輪化療嗎？

這次，妳應該會選擇換醫院了吧？

我在心中告訴自己，通常病人願意給予像我這種年輕醫師頂多一次機會，一旦復發，就不太可能再給第二次了。

即使猶豫，我終究還是要面對事實，理性告訴病患檢查結果，是身爲醫師的職責。

「之前的檢查，我在妳的肝臟左邊發現四顆腫瘤，建議妳必須打第二次化療。」

「什麼時候開始？」

她毫不猶豫，直接詢問再次化療的時間。她表現得很鎮定，沒有歇斯底里、哭天搶地。

這個反應又一次讓我感到驚訝了，心裡想著：「奇怪了，竟然不是跟我要病歷？這位病人對我的信任感竟然那麼強，願意在我這兒再打第二輪化療？」

「下禮拜可以嗎？」

「呃，妳要不要去台大、榮總問一下？」

我都忍不住自己開始提出建議了，因爲事出反常必有妖……

「不用，下禮拜開始化療可以嗎？」

其實，我對自己提出再次化療的建議非常肯定。因爲從她檢查過後，到回診的兩個禮拜之間，沒有太多病人的我，早已經利用空檔詳細閱讀她的檢驗報告，也跟我的老師討論過。

我的老師是乳癌權威，我這麼做，並不是因爲對自己的判斷沒把握，而是當年我還年輕，經驗不多，希望跟老師再次確認我給病人的治療建議是最好的、沒有任何疏漏。老師肯定我的專業，告訴我如果是他的病患，也會做同樣的處理。

我沒把握的，是給予病人「心理」上的治療。對很多病患來說，即使不同醫院的醫師給予相同的建議，病患仍然相信大醫院的醫師所說的話，所以我才向她提出是否轉院的疑問。

但是她完全不考慮，堅持跟著我一起走下去。

接著她開始了第二次辛苦的化療。但是這次，肝臟的四顆腫瘤當中，有三顆縮小得非常好，其中一顆卻怎麼打也無法消失。

打完第二輪後，我告訴她：「四顆腫瘤有三顆消得很漂亮，但是有一顆不知道怎麼搞的，就是無法消除。那一顆腫瘤在肝臟的最邊緣，我建議動手術將它切除掉。」

當我建議她動手術時，其實有點心虛。因爲她已經化療兩次、開刀一次了，通常醫師給予病人建議，如果病人遵照醫師指示做了一切努力，結果符合預期，病人會覺得醫師很棒，更信任醫師，之後醫師再給予任何建議，病人都願意接受。但是我的治療並沒有完全達到她的預期，因此我不認爲她會願意聽從我的意見，再進行第二次手術。

「什麼時候？」

出乎我的意料，她又再一次如此回答。

雖然我不明白，爲什麼她這麼信任我？但是我知道一件事，那就是我絕對不想辜負她的期待。

那台刀，我開得非常仔細，盡全力避免遺漏。開刀後，她像上次一樣，恢復得很好，成果也非常棒。

我們就這樣，繼續追蹤了一年半，一切安好。

但人生有時候眞的充滿變數，有一次她回診告訴我，她覺得呼吸有點困難、開始喘，我請她照胸部X光，發現她的肺部積水，抽出來送去化驗，積水竟然內含癌細胞……

又復發了。

其實整個癌症的進程在我看來很正常。因爲她第一次來看診時，其實狀況已經算是嚴重了，加上她雖然年輕，有本錢接受比較積極的治療，但其實年輕人罹患的乳癌通常會比較惡性。

一而再、再而三的復發，我不認爲會有一位病患，願意再給我這個沒什麼名氣的醫師機會。

然而，當我語重心長地告訴她，癌症又復發了，要進行第三輪化療時，她又再次回答我同一句話：

「什麼時候？」

彷彿時光倒轉，她總是這句話。從來不過問一些其他治療細節，不像其他病人一樣會提出非常多的問題……

「醫師，這樣做會怎麼樣？」

「那樣治療會怎麼樣？」

「我除了再做化療，還可以做什麼其他治療嗎？」

第三次建議她化療，聽見她始終如一的回答，我心裡很驚訝，這是按下了重播鍵嗎？爲什麼每次問她，她總是回答：「什麼時候？」

這次我又忍不住再次提出建議：「妳要不要跟妳先生商量，接下來要怎麼做？是否考慮轉到其他醫院？」

「不用了，醫師，你直接告訴我，下禮拜什麼時候？」她的表情還是一如既往的鎮定，沒有那種常見到的得知癌症復發時，彷如面臨世界末日般的沮喪。

她沒有哭泣，默默的接受了，一樣辛苦的第三次化療。

但我們這次運氣很好，第三輪化療效果很好，整個腫瘤的狀況消除得非常好。

不過已經復發三次了，通常代表癌症的病情有點難以控制。我以爲再一次的復發很快就會來到，卻沒想到過了七、八年至今，她的癌症就這樣悄無聲息地，一點跡象也沒有了。

每一次回診，我都檢查得很仔細，就是找不到任何復發的跡象。我不知道是什麼樣的奇蹟，但是，有這樣的好結果，我眞心爲她感到高興。

堅持由我治療的理由？

我心裡有一個埋藏許久的疑問：她爲什麼一直在我這裡治療呢？她每一次的「什麼時候？」都讓我又驚又喜，卻又滿腹疑惑。這個問題，直到某一次她回診時，我才終於解開了。

那是一個週二下午，她雖然掛了號，卻沒有出現。我看完最後一號後，準備關燈離開診間時，她才風塵僕僕的趕到。

「醫師，對不起，我遲到了。」

「妳今天比較晚。」

「不好意思，我今天公司有事，忙得比較晚。」

我幫她安排了一連串的檢查後，想著，反正她是最後一號，後面也沒有其他病人，忍不住開口問了她我多年的疑惑。

「有一件事情，我一直想要問妳，但是我一直找不到適當的機會。」

「什麼事？」她一臉不解。

「可是我不大好意思問。」

「醫師，我們都認識那麼多年了，有什麼不好意思問的，講啊？」

「就是，妳第一次來找我看診的時候，到底爲什麼找我啊？妳是擲筊（博杯），還是……？」

說到「擲筊」兩個字，她笑了，我自己也不太好意思。

「因爲我不大相信會有人向妳推薦我，但倒是有很多神明推薦我，眞的！」

我爲什麼會這麼說？因爲我剛當上主治醫師的頭幾年，眞的有很多病患告訴我，是神明叫他們來找我治療的。不怕她笑，我自己也覺得不可思議。我也問過病人，到底神明是怎麼指示他們來找我看診的呢？他們告訴我：「擲筊。」

比如有一個媽媽病患，她是我當主治醫師後第一次開的甲狀腺手術病人，當時開完刀後，我沒有特別注意到病患其實不住在基隆。

「之後要回來定期回診追蹤喔！」

「醫師。那追蹤一次之後，如果沒有太大問題，我可以在我們家附近的醫院追蹤嗎？」

「當然可以啊！妳住哪裡？」

「新竹。」

「什麼?!妳住新竹，怎麼會跑大老遠來基隆找我開刀？」

「是神明說的啊！」

其實我問到這裡，心裡已經覺得非常不可思議了，但我沒想到，病人問神明的方式更讓我大吃一驚！

「妳們是怎麼問神明的啊？」

「很簡單啊！我們先擲筊問北、中、南？神明說『北部』，我們就把北部縣市列出來，又擲筊就確認是『基隆』。我再把基隆四、五家醫院都列出來，得到『基隆長庚』。再看一下我媽媽該掛哪一科，列出外科醫師的名字後，就是你啦！」

女兒還告訴我，她列出的名字中，其實不乏資深的主治醫師，他們還故意多問了幾次確認，但怎麼丟就是丟不出聖杯（代表神明同意的意思），女兒也覺得很奇妙。

「後來擲到你的名字，我發現你很年輕，但一問神明就是聖杯，我們還不信，又擲筊了好幾次，結果連續丟了六個聖杯欸！我就立刻帶媽媽從新竹衝到基隆來看你了。」

我看著她大笑的樣子，覺得有些害羞，又問她：「妳是不是也是『擲筊』才找到我？」

「不是。」她搖搖頭，難以抑止臉上綻放的笑意，「醫師，我不是不相信，但是我眞的沒有『擲筊』。」

「那妳第一次爲什麼會來掛我的門診？」

「沒有爲什麼啊？我就摸到胸部有硬塊，覺得有點緊張，想要趕快掛號看診，但那時候其他醫師人都很多，要等很久，就你最少人啊！我又急著找醫師檢查，所以就掛了你的號啦。」

好吧，這次換我一直笑。

「我可以理解妳只是想快點檢查，所以掛我的號。妳知道我沒什麼病人，也應該知道當年我可能經驗不是很多。但是當妳確診是乳癌，爲什麼沒有考慮換醫師？」

「你一定不知道爲什麼喔？」
「我眞的不知道，難道是有人託夢給妳嗎？」
「眞的沒有。」
「醫師，你記得第一天看診，就直接幫我做超音波檢查嗎？」
「我記得，看完門診就請妳等一下，幫妳做超音波。」
「那你記得，那天照完超音波，跟我講了些什麼嗎？」
「我記得看到淋巴結轉移，有點嚴重，要切片……」
「還有呢？」

她考驗我的記憶，我拚命回想，但就是想不起來，她笑著看我臉上的問號，才娓娓道來：「第一天照超音波的時候，你告訴我看見很多淋巴結，看起來是不好的腫瘤，而且看起來還蠻嚴重的。我躺在超音波台上，就開始哭……」

「妳有哭？」

「對啊，我哭超慘的，你就用手直接把我的眼淚擦掉，還跟我說了一句：『妳不用哭啊！我還在前面，我還沒倒，輪不到妳哭。』所以那天照完超音波之後，我就告訴自己，ＯＫ，就是你了。」

「其實治療的這一路上，我的家人，包括：先生、媽媽、親戚們都曾經問我要不要轉院？很多人也推薦其他醫師，我告訴他們：『我就是決定跟著這位醫師了！其他醫師都不用跟我講。』」她看著我的眼睛，感激的說：「醫師，你可能不曉得，你那一句話，讓我撐到現在。」

那天她離開以後，我又在診間裡坐了許久。

以前的我總以爲，年輕的主治醫師不會有病人願意跟著我，只能熬到成爲資深的主治醫師，才能得到病人信任。

但原來，不是一定要有名，也不用一定是什麼權威，或是在醫學方面有什麼傑出的貢獻。醫師不經意的一句話、一個小動作，適時的關心，就能夠成爲病患無助時，最大的心理支柱。

第三次化療之後，一切都很順利。我問她，這幾年的治療，會不會影響到她的工作？幸好，她有一群很好的工作夥伴跟主管，她在生病之後，也試著改變自己，不讓自己太累，保持正常的生活作息。

「每次復發，妳都沒有哭嗎？」

「其實沒有什麼哭耶。只有第一次得知自己罹患癌症的那一兩天，跟先生講到就很難過，後來第二次復發、第三次復發，我眞的都沒有哭。」

「妳眞的很樂觀。」

「是因爲你，我才樂觀。每次我很難過的時候，只要想到你跟我說過的話，你不是在我前面嗎？你又不是告訴我：『妳沒救了。』我爲什麼要哭？如果你當初對我說：『很糟糕，妳沒救了。』我可能就昏倒了。但是你並沒有這麼說。相反的，你告訴我，你還在我前面，所以我不用哭！」

冷冰冰的醫學，暖呼呼地行醫

原來當醫師，除了理性問診之外，更需要多一點同理心。

我回想自己還是實習醫師，跟著老師從旁觀察學習的時候，常看到許多病人得知自己罹患癌症，就開始哭或是陷入震驚、歇斯底里的情緒中。醫師解釋接下來該怎麼治療，理性分析完之後，詢問病人要選擇哪一種治療方式？結果發現病人根本沒在聽，或是有聽沒有懂。

有些醫師可能會因此而生氣，覺得我講了那麼久，你卻完全聽不進去，就請病人先出去外面想一想再決定。有些人會覺得這種醫師很冷血，但是，這樣的醫師有錯嗎？其實我覺得也沒有錯，只是他用冷冰冰的話語，保持理性地快速向病人解釋病情。

這位年輕的病人讓我理解到，醫學有時不應該只有理性、醫學也不應該只是冷冰冰的數據，例如：告訴病人A治療方法存活率是七成、B治療方法存活率只有四成。

以前的我不能理解；告知了方法後，明明A方法存活率較高，爲什麼病人要選擇存活率較低的B？

後來我才明白，每個人有各自不同的考量，也許A是新藥，但是較昂貴；B是舊藥，但是比較便宜，病人或許因爲經濟因素，只好選擇B，畢竟生命中有太多的「不得已」……

或是看到病人病情很嚴重時，站在醫師的立場，都會希望鼓勵病患趕緊接受治療，但是有些病人卻遲遲不肯接受，甚至拖延了好幾個禮拜才來回診，也讓我相當不解，明明越早治療效果越好，爲什麼拖拖拉拉的不肯就醫？

後來，我慢慢體認，病人一切看似「奇怪」的選擇背後，都是有原因的。

也許，隔週就是他兒子的畢業典禮。
也許，不久就是他母親的大壽之日。
也許，是醫師很難理解的「也許」……

看似病人想拖延治療，其實只是內心想再多保留一點點時光，給生命中最心愛的人。

醫學是門學問，要念好它，也許需要很多冷冰冰的理性；但行醫這件事，我想，需要多一點暖暖的感性。

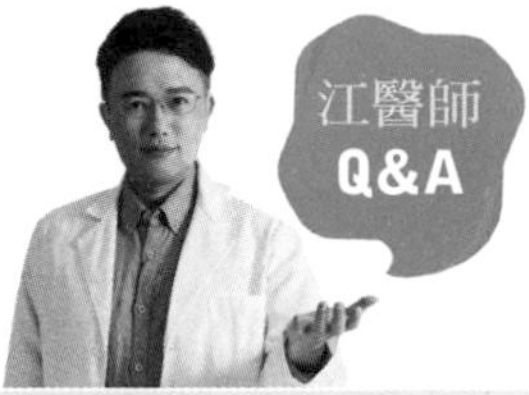

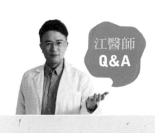

Q 究竟治療乳癌該不該從一而終（相信同一位醫師）？尋求Second opinion（第二位醫師的意見）好嗎？

我完全同意病人諮詢其他醫師意見，但有個原則，就是不要因為尋找第二或第三意見而耽誤原本該進行的治療，再徵求其他意見時，病人及其家屬常會勞師動眾，勞心又勞力，最後又下不了決心，反而對病情不好。所以我建議找二到三位醫師詢問過就夠了。

但說真的，徵詢第二意見，對病患來說很辛苦，除了必須拷貝一大堆病歷到另外一位醫師那裡之外，第二個醫師對病患不熟，醫病之間沒有感情，也是值得考量的因素之一；對醫師而言，我們也覺得被徵詢第二意見很辛苦，因為如果第一位是個好醫師，其實該說的，第一位醫師都說完了，我們也只是再講一遍，並沒有太大意義。

我會建議病人：「你就考慮地利方便，在哪一家醫院，家人比較好照顧你？或是你比較好照顧自己？就是最適合你的治療方式。」

很多病人直接到大醫院，找知名的醫師看診，可能就不會再去諮詢其他醫師，這一切在於病患對第一位醫師是否信任？其實，每位醫師的作法不盡相同，有時候並沒有哪一位醫師的治療建議最好。

當我還是菜鳥醫師的時候，許多病人會跟我拿病歷去別的醫院徵詢第二意見，現在情況反過來，許多病人會拿著一疊病歷來找我，向我徵詢第二意見。除非病人遇到有點奇怪的醫師，提出了明顯不合理的治療，我才會表達不贊同，但是其實大部分的醫師所提供的A治療方法，跟我提供的B治療方法，很難說哪一個醫師的方式比較好，病患只能自行考量，哪一個方式最適合自己。

當然，如果病患真的只相信某位醫師，那就去吧，因為心理治療也是非常重要的。

Q 請教醫師對「與癌共存」的想法？

很多癌症第四期的病人會問我：「醫師，我這次處理完，是不是癌症就會消失？」

每次病人這樣問我，我就會回答：「你現在吃得怎麼樣？睡得著嗎？可以出去走動嗎？」如果病人回答都很好，我就會反問病人：

「那就好啦！為什麼一定要讓癌症消失？」

我現在治療癌症的觀念就是如此。如果打化療，腫瘤消失了，當然很棒；但是萬一沒消失，只要它不惡化，不會傷害到病人就好。

我也常常鼓勵病人，假設目前醫學的治療方法有A、B、C三種，A方法治療完畢換B方法，B方法治療完畢換C方法。如果每種方法都能讓病人多延長兩年的壽命，三種方法加起來就多活六年，而六年之後，說不定就有D、E、F治療法問世，可以繼續接受不同的新方法治療。

像這個案例的年輕女孩，就活了十幾年，癌症復發兩次的她，至今都沒有再復發。

臨床上，每當我看到整天患得患失的病人，我想告訴他們：「其實你越擔心什麼，就越是來什麼。想不開的人，通常活不長；反而想得開的人，活得更久。」

心情對免疫力有很大的影響。但是知易行難，我知道想得開並不容易。如果你心中有信仰，無論有沒有宗教，只要秉持著信念去做，不要患得患失，或許結局會比較好。

就像我不明白，為什麼這位病人後來癌症就沒有再復發？

也許，是她很信任我，不管遇到什麼樣的挑戰，我給她的建議，她就努力去做。她抗癌成功，我只能歸功於她的態度，她很樂觀、很正面。

請務必記住，只要持續追蹤，與醫師配合，與癌共存並不可怕。

後記

幸運的累積

說了很多病人的故事，接著來說說我的吧。

很多人看了我的學經歷，心想我擔任主治醫師、又曾至美國波士頓醫學中心進修，回國後又拿到長庚大學臨床醫學博士，都會說：「江醫師，你真是幸運啊！」

每當聽到別人這麼說，我都忍不住苦笑。

你們知道嗎？其實這些「幸運」，是許許多多的無奈跟意外所累積而來的。

我第一年當主治醫師時，很想在醫學上求發展，如果是那個時候讓我出國進修，我必定是舉雙手雙腳贊成；可是當我擔任主治醫師三、四年後，在台灣生活穩定，也比較能就近照顧父母、妻兒，出國的雄心壯志，很快就被生活中的柴米油鹽醬醋茶給磨蝕殆盡。

我心裡只想好好的治療病人、照顧家人，這些對我來說就已經足夠，人生很豐富了。

但是計畫，永遠趕不上變化。

有一天，醫院要求科裡能夠派人出國進修，因為當時我是全科最年輕的醫師，所以希望我接下這個任務。

應該會有很多人覺得，這是醫院對年輕醫師的肯定與栽培啊！但事實並非全然如此，當我被要求出國進修時，沒有任何人協助我做任何的進修規畫。

當時我對自己要去哪裡、要去學什麼，完全沒有概念，從沒和國外的學者和醫院接觸過，我根本不知道要從哪裡開始。

還記得被告知時是七、八月，給我的限期卻是年底前一定要出國，等於我只有大約四個月時間，不但要尋找出國進修的主題、地點，還要處理完所有的簽證、找房子、周知親友等雜事，時間上非常緊迫。

就在我陷入徬徨時，偶然看到了醫院布告欄上的演講公告，於是到林口去聽了一位旅美老師的演講。那對當時的我而言，彷如浮現眼前的最後一根救命稻草。一聽完演講，我馬上毛遂自薦請老師收我當學生。

老師問過醫院對我的要求後，一派輕鬆地告訴我：「兩篇論文而已，簡單啦！」

這句話給了我無比的信心。我告訴自己，這兩年即使要我去打掃、當門房都沒關係，只要老師願意收我作學生，助我發表兩篇論文，讓我「光榮返鄉」即可。

這便是我的第一個「幸運」。

後來，我帶著太太，跟當時才三歲的女兒，一家三口就這樣前往地球的另一側——美國波士頓進修。但是到了當地，才發現研究資源及環境並不完全如當初老師所言。

在美國，從無到有，你都得靠自己殺出一條血路。我每天的生活，除了實驗室就是家，兩點一線。

剛到美國的時候，女兒因爲年紀還太小，要等幾個月才能去托兒所，於是我跟太太先找了個美國同事的太太當保母，也順帶讓孩子熟悉美國的環境。

結果女兒每天哭。我們以爲是換了新環境，她還害怕陌生的緣故，直到有一天，我回到家裡，發現女兒的臉上、腳上都是傷口，這才驚覺事情不對勁。

女兒告訴我，當天外面下著雨，保母在前面走得很快，沒有等她跟上來。她因爲很害怕，很努力地小跑步想追上保母，結果天雨路滑，才摔得一身傷。

那一剎那我感到非常愧咎，對女兒心疼不已。

我慚愧自己竟然沒發現保母如此粗心，也氣自己居然連三歲的小孩都保護不了。

事情還不僅於此，在美國生活一年半後，她再度面臨了「好不容易熟悉環境了，我們卻要回台灣了」的無奈。想當然爾，回台灣後的生活，又是另一個挑戰的開始。

回台灣後的某天，她原本開開心心地在跟堂姊玩，後來因爲堂姊的一句話，在客廳裡大哭。

我趕緊問她怎麼了，女兒已哭到說不出話來。我轉頭問堂姊，她一臉無辜地說：「我只是跟她說，拜託妳講中文好不好。」

這句話讓我一陣心驚。

在美國的一年半，女兒已經非常習慣講英文了，回到台灣，我跟太太也理所當然地希望能夠維持她的英文能力，因此在家時，也都盡量跟她講英文。

回頭想想，其實不只是這件事而已，其實也有一陣子，女兒突然很排斥講英文。每次跟她說話，如果不是講中文，她都不願意理我。

我問她：「妳爲什麼要這樣？」

女兒才說：「我不要再講英文了，因爲同學都聽不懂。」

她才五歲啊！卻因爲我的疏忽，讓小小年紀的她，必須受到兩次的心靈衝擊。每次想到女兒那段時間的辛苦，就忍不住紅了眼眶。

這，便是我的第二個「幸運」。

回國之後，朋友開玩笑地問我：「怎麼不去念博士？」我在心裡嘀咕：「神經病，每天累得要死還要去讀書？不用了，這樣就好了！」

但有一天，我看到台北醫學院博士班在招生，而且不需要考術科，只需要履歷鑑定和英語能力。

我心想自己發表過多篇論文，又在國外做過研究，而且只需要考我最有把握的項目——英文，正想順水推舟去報名時，卻發現已經報名截止了，只是海報還貼在那……

才剛有點不爽時，眼角瞄到旁邊還有一張長庚臨床醫學研究所的博士班招生海報，就想著，那去試試看吧。雖然心裡有點沒底，但也已經做好若沒考上也沒關係的準備——因爲長庚要考很多術科。

記得考博士班的那天週六早上，我沒什麼準備，就開車去應考。

旁邊同樣來應考的醫師，每個人手上都拿著一疊資料。當中有幾位我也認識，好奇走過去問他們：

「你們手上拿的是什麼？」

「考古題啊。」

「爲什麼我只有一頁，你們都有一疊，怎麼那麼多？」

「這是我們大家一起整理好的考古題，聽說很多題目都從裡面出。」

其他人手上的考古題不但有答案，空白處還寫了滿滿的註解，再看看自己手上那頁，某學長給我的，只有答案（還不知道答案對不對）的考古題，突然感到有些心虛。

我默默的坐到角落，一邊告訴自己：「隨便吧！反正我只是來插花的。」

沒想到一放榜，我以第三名的成績考進了長庚大學博士班。

雖然考題我完全沒看過，但是在國外一年半的研究生活，讓我知道做實驗時，實際會遇到的狀況是什麼，真正理解了考題的核心精神。

我想，這就是爲什麼我考上了吧。比起紙上談兵，實際經驗可說是爲我打下了扎實的基礎。

考上博士班之後，依台灣的學制規定，最少須就讀兩年，最多可達十一年，而我在博士班的第二年就畢業，創下了長庚大學的紀錄。

這是我第三個「幸運」。

很多人羨慕我的「幸運」，但我總是笑笑的帶過。當我回望當年，那時許多迫不得已的決定，辛苦的路途，最終都成爲了我日後一輩子的基礎。

我的第一個「幸運」，讓我必須在短短四個月的時間，找到研究主題、找到老師、處理好一切去國外的準備；第二個「幸運」讓我必須離鄉背井到國外打拚，沒有人脈，也沒有關係，一切全憑自己，還連累了我的孩子，讓她先是在陌生的國度飽受驚嚇，回台灣之後卻又要面臨另一場挑戰。所以常有人問我，爲什麼對女兒這麼好，我總是苦笑著回答：「這是我欠她的。」

第三個「幸運」，看起來是眞的幸運吧？我順利地考上博士班，也順利地畢業。然而，沒有第一跟第二個「幸運」，沒有那些在異鄉辛苦奮鬥的日子，沒有在博士班沒日沒夜的苦讀，第三個「幸運」是絕對不可能降臨的，對吧？

現在的我，已經不是當初的菜鳥了。行醫至今十多年，我見過無數的病人，包含書中的每一個「他／她」，都用他們的生命，在我的生命章節中，留下了深刻的一筆。我也希望透過他們的故事，能將他們給我的生命啓發，傳達給更多的人。

不知道各位有沒有發現？這本書的每一篇故事，都隱藏著一個我想告訴你的訊息。

從〈胸口的紅色火山〉開始，我希望你了解早期發現，並且不隱瞞病情的重要性；

〈「美麗」的故事〉，則是在治療過程中，願你不要對家人隱瞞病情，也不要拒絕別人的幫助；

〈奇蹟爸爸站起來〉，是要你永不放棄痊癒的希望及意志；

〈硬漢的眼淚〉，則是希望你在照顧家庭之際，也不要忘記關懷自己的身體；

若是生命走到了盡頭，你應該如何面對的〈生命劇場最終幕〉；

近年來，逐漸引起大家反思的〈照顧者的孤獨榮光〉；

以及建立起良好醫病關係重要性的〈醫者的理性與感性〉。

當然，我最最希望的，還是你不要在醫院裡認識我，健健康康地在家看電視，用手機滑滑臉書，或是翻翻我的書，多吸收一些健康資訊就好。

在我十多年的行醫過程中，有許許多多的病人，賦予我對生命的深刻反思，也讓我看見了許多身爲醫師時看不見的盲點。

我希望將這些在醫院遇到的故事分享給你，讓你也能從我的角度來看待這些疾病問題，若它們還能帶給你一些生命的啓發，或是讓你對一些疾病問題豁然開朗，那便是對我撰寫本書的最大回報。

Eurasian Publishing Group
圓神出版事業機構
用心與你對話．視野無限寬廣
如何出版社
Solutions Publishing

www.booklife.com.tw　　reader@mail.eurasian.com.tw

Happy Learning 176

寫給生命的情書：暖心名醫告訴你，對抗病魔時眞正重要的事

作　　者／江坤俊
文字協力／廖苗君
發 行 人／簡志忠
出 版 者／如何出版社有限公司
地　　址／台北市南京東路四段50號6樓之1
電　　話／（02）2579-6600・2579-8800・2570-3939
傳　　真／（02）2579-0338・2577-3220・2570-3636
總 編 輯／陳秋月
主　　編／柳怡如
專案企劃／賴真真
責任編輯／丁予涵
校　　對／丁予涵・張雅慧
美術編輯／李家宜
行銷企畫／詹怡慧・曾宜婷
印務統籌／劉鳳剛・高榮祥
監　　印／高榮祥
排　　版／莊寶鈴
經 銷 商／叩應股份有限公司
郵撥帳號／18707239
法律顧問／圓神出版事業機構法律顧問　蕭雄淋律師
印　　刷／祥峰印刷廠
2019年4月　初版
2019年4月　8刷

定價 280 元　　ISBN 978-986-136-529-9
版權所有・翻印必究
◎本書如有缺頁、破損、裝訂錯誤，請寄回本公司調換　　Printed in Taiwan

我在行醫這條路上，遇見了數不清的病人，
在我還沒沒無聞的時候，他們卻願意將性命相託。
他們讓醫學之於我，不再只是技術，
更是一個又一個傾心付出的愛的故事！

——《寫給生命的情書》

◆ **很喜歡這本書，很想要分享**

圓神書活網線上提供團購優惠，
或洽讀者服務部 02-2579-6600。

◆ **美好生活的提案家，期待為您服務**

圓神書活網 www.Booklife.com.tw
非會員歡迎體驗優惠，會員獨享累計福利！

國家圖書館出版品預行編目資料

寫給生命的情書：暖心名醫告訴你，對抗病魔時真正重要的事 / 江坤俊著.
-- 初版. -- 臺北市：如何, 2019.04
224面；14.8×20.8公分 --（Happy learning；176）

ISBN 978-986-136-529-9 （平裝）
1. 癌症 2.病人 3.通俗作品

417.8 108002315